医学机能
实验教程

主　编　王岩梅　李海涛　梁翠茵
副主编　李玉明　王新芳　李淑元
编　委　（以姓氏笔画为序）
　　　　王世全　王岩梅　王俊亚　王　姝
　　　　王新芳　刘静维　张冬梅　李玉明
　　　　李海涛　李淑元　陈　岩　赵海燕
　　　　赵艳芝　聂珍贵　高春艳　崔艳秋
　　　　梁翠茵

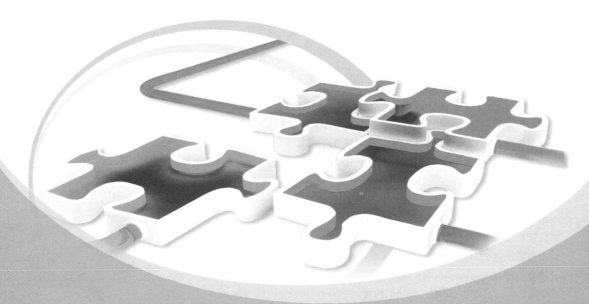

西安交通大学出版社
XI'AN JIAOTONG UNIVERSITY PRESS

图书在版编目(CIP)数据

医学机能实验教程/王岩梅,李海涛,梁翠茵主编.
—西安:西安交通大学出版社,2013.10(2019.1 重印)
ISBN 978 - 7 - 5605 - 5611 - 6

Ⅰ.①医… Ⅱ.①王…②李…③梁… Ⅲ.①实验医学-医学院校
-教学参考资料 Ⅳ.①R - 33

中国版本图书馆 CIP 数据核字(2013)第 196844 号

书　　名	医学机能实验教程
主　　编	王岩梅　李海涛　梁翠茵
责任编辑	王华丽

出版发行	西安交通大学出版社
	(西安市兴庆南路 10 号　邮政编码 710049)
网　　址	http://www.xjtupress.com
电　　话	(029)82668357　82667874(发行中心)
	(029)82668315(总编办)
传　　真	(029)82668280
印　　刷	西安明瑞印务有限公司

开　　本	787mm×1092mm　1/16　印张 7.625　字数 176 千字
版次印次	2013 年 10 月第 1 版　2019 年 1 月第 4 次印刷
书　　号	ISBN 978 - 7 - 5605 - 5611 - 6
定　　价	16.80 元

读者购书、书店添货、如发现印装质量问题,请与本社发行中心联系、调换。
订购热线:(029)82665248　(029)82665249
投稿热线:(029)82668803　(029)82668804
读者信箱:xjtumpress@163.com

PREFACE 序

　　基础医学机能学科实验教学改革是近年来国内各医药院校积极探索和实践的重要教改课题。首都医科大学燕京医学院在生理学、病理生理学与药理学三个教研室的全体教师和技术员参与下，初步完成了这个领域探索工作，编写了适合三理的机能实验教程。本实验教程体现以下几个特点：

　　(1)强调能力培养　作为普通高等医学院校本科，特别是高职、高专机能学科教育教学改革的一部分，实验教学的设计体现了对学生分析问题能力、实践操作能力的综合要求和科学素质训练的具体要求。

　　(2)强调综合性　对原有生理学、病理生理学和药理学实验课的教学内容进行了认真分析和归纳总结，根据一般医学本科(五年制)，特别是高职、高专基础医学教学的实际需要，打破实验内容的学科归属性，对实验项目和内容进行重新设计和组合，加强学科知识点的交叉、融合、渗透和应用。

　　(3)强调信息性　此教程大部分实验内容均具有多媒体课件和丰富的网络资源支撑，为机能实验"教与学的整体设计"改革提供平台。

　　(4)强调可操作性　三门学科的全体教师、技术员参与了机能实验改革新方案的实验性培训。本次再版前，在六年实践的基础上，对原方案实施探索中发现的问题进行了认真集体讨论，再一次评估并肯定了原实验设计在学生实验教学实践中的可行性，并做了修正、补充和完善。

　　本实验教程是一次有一定特色的机能实验改革，同时又是一次适用于一般本科和高职、高专层次医学生基础医学机能学科实验教学培养方法的有益探索，本教程在付诸实践的基础上必将更趋完善。

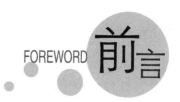

FOREWORD 前言

　　机能学实验是研究人体机能活动规律的科学,是一门涵盖生理学、病理生理学和药理学等学科的实验课程。它是机能学科理论教学统筹协调,架构基础实验与临床前沿结合的桥梁。机能学实验以正常生理-疾病生理-药物作用为主线,以基本技能训练为基础,系统综合实验为核心,设计性实验为创新,加强学生对机能实验基本知识的掌握,增加学生自己动脑、动手的机会,培养学生基本技术和基本技能以及基本科研素质,并能激发学生独立思考和创新意识,培养学生的科学思维和探索发现能力,同时,机能学实验的教学也提高了学生的语言表达能力及写作能力,为科研论文写作奠定基础。

　　机能学实验自 2005 年依托校长基金资助,进行了教学模式、教学内容整合优化、考核方法及教学方法、教学过程细节管理等多方面探索,取得了可喜的成绩。在此基础上,生理学、病理生理学和药理学分别获得校级精品课程的建设,广大教师和实验技术人员以饱满的热情投入到教学改革并奠定软件和硬件共同发展的基础。

　　新的机能学实验分三个模块:(1)基本技能训练,通过机能学基本知识和基本技能的训练,培养学生科学态度和实验操作能力;(2)专业特色实验,通过专业特色实验的开设,体现不同专业的学生知识、能力、素质培养的特点,引入工学结合的教育理念,根据工作需求培养学生的能力;(3)三理综合实验,通过机能学综合实验培养学生综合利用知识思考问题、解决问题的能力,使学生融会贯通地掌握知识和技能。

　　教材的编写队伍由生理学、病理生理学和药理学三门课程的教师和机能实验室的实验技术人员组成。全体编写人员均为一线教职员工,教材编写统筹考虑学科特点和知识的融会贯通。经主编、副主编多次审稿,终于完稿。由于水平所限,缺点和错误在所难免,恳请教师、专家和广大学生批评指正,以便进一步修订和完善。

王岩梅　李海涛　梁翠茵

2013 年 3 月

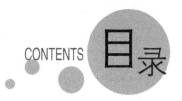

CONTENTS 目录

第三部分　三理综合实验

第一部分
基本技能训练

DIYIBUFEN JIBENJINENGXUNLIAN

实验项目一

基本理论和基本技能训练

第一节 机能学实验基本知识

一、实验室规则与要求

1. 学生上实验课必须穿白大衣,遵守学习纪律,按时到达实验室;实验时因故外出或早退,需向带教老师请假。

2. 保持实验室安静,不准大声喧哗,以免影响其他同学实验。

3. 实验前各组组长清点并领取实验用品,实验物品不得在组间调换,以防混乱。

4. 实验时须严肃认真,不得进行任何与实验无关的活动(不可在计算机上玩游戏,不准打印与实验无关的任何资料)。

5. 参与实验者必须先熟悉实验仪器、正确的操作程序及使用要点,方可使用;若发现仪器、设备不能正常运行或损坏,及时向老师汇报,不能自行拆卸或调换;否则,因违反操作规程造成仪器、设备损坏,要照章赔偿。

6. 非本次实验使用的仪器设备不准乱动。不得擅自取用其他实验桌上的仪器、器械。

7. 爱惜公共财物,注意节约各种实验耗材。

8. 爱护实验动物。实验结束后动物尸体由值日生按老师要求送到指定地点集中处置,不要随意丢弃;实验中,勿将兔毛等杂物倒入水池中,以防堵塞下水道。

9. 实验完毕,各组将实验仪器的电源关闭,并作好实验仪器的使用情况登记。清理干净实验台,将实验器材及用品放回原处,清洗手术器械(齿间、轴节间的血迹和污物用小刷在水中擦洗,以免镀镍层剥脱生锈)、擦干,经带教老师清点数目后方可离去。

10. 保持实验室清洁整齐,非必要的物品不准带进实验室;每次实验课前安排好值日小组,负责打扫清洁实验室、地面(先扫后拖)、兔笼的卫生,并关好水、电、门窗等,经老师检查后,方允许离开实验室。

二、机能实验课目的和要求

(一)目的

通过实验教学使学生最大限度地融会机能学科的理论知识,掌握机能学科的基本技术操作,提高动手能力,提高对实验的观察能力和发现问题、分析问题与解决问题的能力,注重培养仔细、严谨、实事求是的基本素质与科学作风。

3

（二）要求

1.实验前仔细阅读实验指导（可利用多媒体和网络资源），了解本次实验的目的要求、方法和步骤，并复习有关理论，思考和预测实验的结果。

2.实验时按"实验指导"认真完成所列项目，细致观察，始终保证数据的真实、完整、可靠。

3.实验后认真整理实验记录，分析实验结果，书写实验报告，按时提交给教师评阅。

4.实验过程中爱护、保护、善待实验动物，培养善待生命的意识。

三、实验结果处理与实验报告的书写

（一）实验结果处理

实验结果是对实验真实详尽的记录，包括实验过程中观察到的现象、记录曲线、数据等，称为原始资料。原始资料分为计量资料与计数资料，务必分清。对原始资料必须进行处理分析，才能揭示其变化规律，探索其变化。

1.曲线结果的处理与标注

凡属曲线记录的实验，应对曲线进行整理，去伪存真，在图上标注说明。实验处理要有处理标记，电刺激要标注刺激参数，包括刺激方式、强度、波宽、频率、刺激持续时间（针对半刺激或连续刺激）等。

2.过程记录与标记

主要表现在发生反应的时间，如处理引起反应的潜伏期、药物作用的半衰期、最大效能时间等。在实验记录上应标记实验开始、开始反应、反应最高（强）、反应恢复各时相点及其单位时间。若实验记录为多项指标，应观察相关指标在实验处理作用下变化的先后、强弱，便于分析不同指标变化的相互关系。

3.注意事项

（1）许多实验结果的外观很相似，必须判定结果的性质与真伪。例如记录神经干动作电位时，应区别是动作电位还是刺激伪迹，是场电位还是单位放电。

（2）不同的部位可以产生类同的结果，但其意义却不同，如果不加区别就会导致结论错误。例如在兔的减压神经和膈神经都能记录到周期性的电变化，而前者与血压有关，后者却与呼吸有关。

（二）实验报告的书写

实验报告是整个实验的记录、结果及其分析的总结性书面材料。首先须做到实事求是，客观地记录所观察到的现象；并在分析这些现象时应努力做到条理清晰、合乎逻辑；此外还应注意文字简练、书写端正。实验报告可因学科特点不同而有不同要求。

实验报告应包含下列内容：姓名、班级、组别、日期、室温、实验编号、题目、实验目的、实验原理、实验对象、实验方法、实验结果、讨论、结论。其中实验原理和实验方法在实验教材中已有叙述，只要简单提及即可。下面重点就实验结果、讨论与结论予以说明。

1.实验结果

实验结果是实验报告的基本部分。一般可分为三种形式：原始资料（曲线图、数据或表格数据）、绘图或统计图、文字描述。原始资料指的是在实验过程中直接测试到的数据和描记下的曲线。曲线要求完整、清晰,有实验前后的对照,如刺激前的反应和刺激去除后的恢复过程,刺激时的反应,同时作好刺激和时间及药物剂量或刺激强度的标记。曲线通常是纵坐标为实验项目,横坐标为时间,下方应写明图号、图名和图注,说明每一条曲线的含义,刺激参数和速度等。有时为便于比较分析,将原始资料中的数据或曲线变化的数值量,按实验目的列成表格,或经一定程序的处理绘制成所需的图形,处理要有科学性,同时也应注意美观整洁。此外,实验结果用文字进一步描述其变化情况和规律。描述过程必须客观,不可主观臆断。培养学生对实验观察的概括能力。

2. 讨论

讨论是实验报告中最有难度的部分,是把感性认识提高到理性认识的过程。可以用已学理论对实验中所观察到的现象进行描述与分析,是把从实验中获得的规律性内容,经总结上升为理论的过程,切忌盲目抄写。见到与已学理论不符的现象时,应分析其可能原因,最好能提出进一步验证的设想。

对实验结果的描述(或结果描述)是指对某项操作后发生的机能活动变化或反应的描述,如电刺激减压神经时,动脉血压下降(现象描述);而电刺激减压神经为什么会使动脉血压下降,则是结果分析。可见结果讨论包含对结果现象的描述与进一步解释其原因或机制的分析。

3. 结论

结论主要表达实验中所获得的规律性知识,以及阐明产生这种规律性现象的条件;是对整个实验,主要是对结果及讨论的高度概括或总结。文字应简明扼要。不能罗列原始资料中的具体结果,更不应写进所作实验未能证实的内容。

实验报告的书写是富有创造性的工作,应严肃认真,如参考课外读物,应注明其出处。

四、机能实验考核方法

机能学实验是生理学、病理生理学和药理学三门课程实验内容的整合、重组所形成的实验课程。课程考核对于客观、公正、科学地评价学生的知识、能力、素质,引导学生重视技能培养,激发学生主动参与实验的兴趣,培养学生既重视学习结果也应重视学习过程的态度和习惯,具有重要的意义。考核内容包括机能实验所涉及的基本知识和基本技能、综合分析解决问题的能力、文字表达和书写能力、团队合作精神等多个方面的内容。考核方法采用形成性评价和终结性评价相结合的方式,满分为100分。详细介绍如下:

(一)平时成绩

平时成绩侧重对学生平时的学习态度、实验操作技能、考勤、实验室纪律、值日和手术台卫生、团队合作等方面进行全面考核,占总评成绩的20%。随堂考勤,无旷课、迟到、早退者,记10分,旷课1次扣除1分;实验前提问,预习过实验,回答问题流利、正确者,记5分;在实验过程中,态度认真,积极动手,操作规范者,记5分,如果发现袖手旁观、看书、写报告而不参加操作,扣除2~5分。

(二)实验报告

实验报告侧重考查学生对实验结果的分析能力、综合运用知识的能力、解决实际问题的能力和创新能力。此项考核占总评成绩的30%。每次实验报告以10分记,最后相加,累计成绩折合成百分制分数,乘以30%记入总评成绩。评定实验报告依据:书写认真2分;格式规范1分;结果完整3分。在上述基础上,能查阅有关理论书籍,对实验结果进行客观而科学的分析,从中获取有效信息者 4 分,满分 10 分。

(三)实验技能操作考核

为锻炼学生动手能力,加强理论与实践的结合,强化基本技能训练,除实验相关理论考试外,还进行实验操作考试,此项考核占总评成绩的 30%。操作考试事先给出范围,考试时采取抽签形式。评分标准:技能操作基本规范,可在规定的时间内完成者 25 分;动作流畅者 27 分;操作规范者 28 分;无明显失误者 29 分;操作准确、顺畅者 30 分。

(四)实验相关理论考试

实验相关理论考试占总评成绩的 20%,考试内容涉及实验有关的理论内容和实验基本知识,采用网络考核平台进行随机抽题组卷,学生提交后自动生成成绩。

第二节 机能实验常用仪器和手术器械的使用方法

一、BL-420F 生物机能实验系统

(一)BL-420F 生物机能实验系统的主界面及窗口简介

1.系统的主界面

开机并进入 windows 界面后,鼠标左键双击"BL-420F"图标,显示"BL-420F 生物信号显示与处理系统"主界面。

2.主界面上各个部分的用途

主界面从上到下依次分为标题条、菜单条、工具条、生物信号波形显示窗口、数据滚动条及反演按钮区、状态条等 6 个部分。

主界面中间部分(即"生物信号波形显示窗口"所处水平)从左到右主要分为:标尺调节区、波形显示窗口和分时复用区三个部分。左侧的标尺调节区的上方是刺激器调节区。生物信号显示窗口的右边为控制区和信息区。控制区从上到下可分为两个部分:4 个通道的参数调节及扫描速度调节与显示区,特殊实验标记选择区。

(二)BL-420F 生物机能实验系统使用步骤

1.开机

先打开 BL-420F 生物信号处理器电源,再鼠标双击左键"BL-420F"图标,显示主界面。

2.选择实验项目

将鼠标拖至主界面上方菜单条的"实验项目"并单击左键,打开实验项目下拉式菜单,选择实验的系统,再选定具体实验题目(图 1-1-1)。

3.调节屏幕显示方式

根据实验要求选择单通道全屏显示或多通道同时显示。如要以全屏方式显示某通道信号,只需用鼠标左键双击该通道任何一处,即完成单通道的全屏显示。如要恢复原来的通道显示,同样用鼠标左键双击全屏显示的任一部位。用鼠标可随意拖动每个通道间的横分隔条以调节通道的大小。

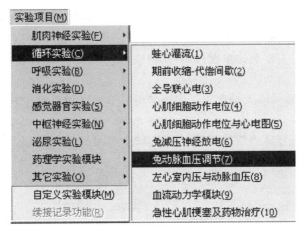

图 1-1-1　BL-420F 实验模块

4.调节波形显示的参数

根据被观察信号的大小及波形特点,调节该通道的增益、滤波及扫描速度,它们的控制旋钮都位于波形显示窗口的右侧,具体操作如下:

(1)增益(即信号波形的放大倍数)　将鼠标移动到增益控制旋钮(G)上,单击鼠标左键可使信号波形幅度增大,相反单击鼠标右键则可使信号波形幅度变小。

(2)扫描速度调节　将鼠标移动到所调通道的扫描速度调节区位置,在绿色柱的右边单击鼠标一次,扫描速度增快一档;而在黄色柱的左边单击鼠标一次,扫描速度减慢一档;此时该通道扫描速度显示也将同时改变。

5.开始实验

6.做刺激标记

在进行实验时常需记录刺激标记,从屏幕的右下角点击,进入实验标记选择区,选择实验项目名称点击选定后,在屏幕上合适的地方点击一次,即可打上相应的刺激标记。

7.结束实验

当实验完成需要结束的时候,用鼠标单击工具条上的"实验停止命令"键,此时会弹出一个存盘对话框,提示你给刚才记录的实验数据输入文件名(文件名自定),点击"保存"。如没输入文件名,计算机将以"Temp.dat"作为该实验数据的文件名,并覆盖前一次相同文件名的数据。

8.实验结果处理

(1)图形反演及选择　实验结果处理须先将存盘记录保存的图形重新播放(即反演)以供处理。用鼠标单击菜单条上的"文件"项,显示"打开"对话窗口。在文件名表框中找出所需文件并单击,即可打开该文件,用鼠标拖动屏幕下方的滚动条进行查找。主界面的右下角设置有"波形横向展宽"按钮和"波形横向压缩"按钮,在反演时,可根据实验的要求,将记录波形进行展宽或压缩,以便在一幅图上获得较理想的曲线。

(2)图形剪辑　①在实时实验过程或数据反演中,按下"暂停"按钮使实验处于暂停状态,按下"图形剪辑"按钮(右上方剪刀形标记)使系统处于图形剪辑状态。②对有意义的一段波形进行区域选择,用鼠标选定并按住左键拖动鼠标选择,剪辑区域此时被选定且区域变黑,松开

7

左键即可进入剪辑页(剪辑窗口)。③当进行了区域选择以后,图形剪辑窗口出现,上一次选择的图形将自动粘贴进入到图形剪辑窗口中。④选择图形剪辑窗口右边工具条上的退出按钮,退出图形剪辑窗口。⑤重复上述步骤,剪辑其他波形段的图形,然后拼接成一幅整体图形,此时可以打印或存盘。

(3)输入实验组号及实验人员名单 实验完成需要在实验结果上打印实验组号及实验人员名单,如图1-1-2。

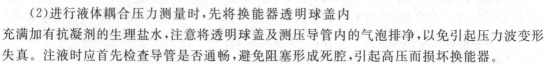

图 1-1-2　实验人员名单

(4)打印 在图形剪辑页中,用鼠标单击"打印"按钮,即可由打印机打印出一张剪辑后的图形。

二、换能器

换能器也叫传感器,是一种能将一种能量形式转变为另一种形式的能量信号转换装置。机能实验常用的换能器是将一些非电信号(如机械、光、温度、化学等的变化)转变为电信号,然后输入不同的仪器进行测量、显示、记录,以便对其所代表的生理变化作深入的分析。换能器的种类很多,这里仅介绍以下几种。

(一)压力换能器

1.原理和结构

压力换能器是将各种压力变化(如动、静脉血压,心室内压等)转换为电信号,然后将这些电信号输入放大器。压力换能器的结构如图1-1-3所示,头端是一个半球形的结构,内充抗凝剂稀释液,其内面后部为薄片状的应变元件,组成桥式电路。其前端有两个侧管,一个用于排出里面的气体,另一个与血管套管相连。

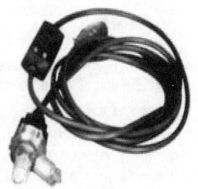

2.使用方法及注意事项

(1)注意换能器的工作电压与供电电压是否一致和压力测量范围。对超出检测范围的待测压力不能进行测量。

图 1-1-3　压力换能器

(2)进行液体耦合压力测量时,先将换能器透明球盖内充满加有抗凝剂的生理盐水,注意将透明球盖及测压导管内的气泡排净,以免引起压力波变形失真。注液时应首先检查导管是否通畅,避免阻塞形成死腔,引起高压而损坏换能器。

（3）压力换能器在使用时应固定在支架上，尽可能保证液压导管的开口处与换能器的感压面在同一水平面上，或有一个固定的距离，不得随意改变其位置，以免引起静水柱误差。

（4）将换能器与主机连接好，启动并预热 15～30min，将系统调到零位即可进行测量。换能器结构中有调零电位器，可以单独调节零点位置。也可与记录仪或计算机配合调整。测量中如需要进行零位校准，可采用两个医用三通阀分别接于换能器两个接嘴上，其中一个用来沟通大气压即可。

（5）为了使测量结果准确，使用前需要标定。

（6）严禁用注射器从侧管向闭合测压管道内推注液体；避免碰撞，要轻拿轻放，以免断丝；用后洗净并放在干燥无菌、无毒、无腐蚀的容器内保存。

（二）张力换能器

1.原理和结构

张力换能器是利用某些导体或半导体材料在外力作用下发生变形时，其电阻会发生改变的"应变效应"原理，将材料做成薄片构成惠斯登桥式电路。当外力（肌肉收缩）作用于悬梁臂的游离端并使其发生轻度弯曲时，则一组应变片受拉变长，电阻增加；另一组受压缩短，电阻减小。由于电桥臂电阻值的改变，使电桥失去了平衡产生电位差，即有微弱的电流输出。将此电流输入计算机生物信号采集处理系统，经放大显示，就能描记张力变化的全过程（图1-1-4）。

2.使用方法及注意事项

根据测量方向，将换能器固定在合适的支架上，既要保证受力方向和力敏感悬梁（弹簧片）的平面垂直，又要保证换能器的受力方向正确。

注意事项：

（1）正式记录前换能器应预热 10～30min，以确保精度。

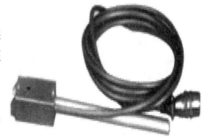

图1-1-4 张力换能器

（2）换能器调零时，不得用力太大，实验时不能用猛力牵拉或用力扳弄换能器的悬梁臂，以免损坏换能器。

（3）测力时过负荷量不得超过满量的 20%。

（4）防止盐溶液污染换能器，以免造成对换能器的损坏。

（三）绑带式呼吸换能器

该换能器是采用一个压电晶体，当外力作用时，压电晶体就会有电流输出，再经放大器放大后，便能记录呼吸运动的变化。该呼吸换能器属于发电式换能器，无需外加电源即可工作。使用时只需微微拉紧，缚于被测人或动物胸部即可。

（四）呼吸流量换能器

该换能器由一个差压换能器和一个差压阀组成。可测呼吸波（潮气量），也可测呼吸气流量。

（五）尿滴记录器

尿滴记录器由正负电极组成，尿滴滴下使两电极短路，即可记录一次。使用时经常清理电极表面的氧化物，避免电极绝缘。

三、常用手术器械

(一)手术刀

手术刀主要用于切开和解剖组织。可根据手术部位与性质,更换大小不同的刀片。手术刀片有圆、尖、弯刃及大、小、长、短之分。手术刀柄也有大小及长短之分。另有一类手术刀柄与刀片连在一起的,也有圆刃、尖头及眼科手术刀之分。

常见的执刀方式有以下两种:

(1)执弓式　为最常用的一种执刀方式,拇指在刀柄内侧,示指在刀柄上,中指和无名指在刀柄外侧,操作时腕部用力。该执刀法动作范围广而灵活,用于腹部、颈部或股部的皮肤切口。

(2)执笔式　用于切割短小的切口,用力轻柔而操作精确。如解剖血管、神经,作腹膜小切口等。

(二)剪刀

1.手术剪

手术剪主要用于剪皮肤或肌肉等粗软组织。此外也可用来分离组织,即利用剪刀的尖端插入组织间隙,分离无大血管的结缔组织等。手术剪分尖头剪和钝头剪,其尖端有直、弯之别。另外还有一种叫眼科剪,主要用于剪血管或神经等柔软组织。眼科剪也有直头与弯头之分。正确的执剪姿势是:用拇指与无名指持剪,示指置于手术剪上方。

2.粗剪刀

粗剪刀用于蛙类实验中剪骨、肌肉和皮肤等粗硬组织。

(三)手术镊

手术镊主要用于夹住或提起组织,以便于剥离、剪断或缝合。手术镊分有齿和无齿两种,并且长短不一。有齿镊用于夹持软而坚韧的组织,如皮肤、筋膜、肌腱等。无齿镊用于夹持较脆弱的组织,如血管、神经、黏膜等。正确的执镊方法:以拇指对示指和中指,轻、稳和用力适当地把持组织。

(四)止血钳

止血钳主要用于钳夹血管或出血点,以达到止血的目的。也用于分离组织,牵引缝线。执血管钳的姿势与执手术剪姿势相同。松开血管钳的手法是:利用右手已套入血管钳环口的拇指与无名指相对挤压,继而以旋开血管钳。血管钳按手术所需分直、弯、有齿、长柄以及大中小等各类型。例如,直血管钳用于手术野浅部或皮下止血,弯血管钳用于较深部止血,蚊式血管钳用于精确地止血和分离组织。

(五)金属探针

金属探针是专门用来损毁蛙类脑和脊髓的器械,分为针柄和针部。

(六)玻璃分针

有直头与弯头,尖端细而圆滑。玻璃分针专用于分离神经与血管等组织。

(七)蛙心夹

蛙心夹使用时一端夹住心尖,另一端连于压力换能器的弹簧片,描记心脏活动。

（八）蛙板

蛙板约为 20cm×15cm 的木板,用于固定蛙类,可用蛙钉(或铇钉)将蛙腿钉在板上,以便进行实验。

（九）动脉夹

动脉夹用于阻断动脉血流。

（十）气管插管

急性动物实验时插入气管,以保证呼吸畅通;或在需要时与呼吸机相连,进行人工呼吸。

（十一）血管插管

常用动脉插管,在急性大动物实验时将其插入动脉,另一端接压力换能器,以记录血压。注意插管腔内不可有气泡,以免影响结果。静脉插管可用于向动物体内注射药物和溶液。

第三节　实验动物的基本知识

一、常用实验动物的种类

（一）青蛙和蟾蜍

青蛙和蟾蜍属于两栖纲。它们幼体形似小鱼,用鳃呼吸,成体尾巴消失,用肺呼吸。雄蛙头部两侧各有一个鸣囊。蟾蜍背部皮肤有许多疣状突起的毒腺,可分泌毒素,尤以眼后的椭圆形耳腺分泌毒液最多。蟾蜍比青蛙在捕捉和饲养等方面更为简便,故在实验中用的较多。蟾蜍寿命十年。蟾蜍和青蛙是教学实验中常用的小动物,常用于心功能不全和致病因素对心脏的直接作用等模型;蛙舌和肠系膜是观察炎症和肠系膜微循环变化的良好标本。另外,蛙类也可用于水肿和肾功能不全的实验。

（二）小白鼠

小白鼠属于哺乳纲,啮齿目,鼠科。小鼠性情温顺,胆小怕惊,喜群居在较暗的安静环境,体小娇弱,适应环境的能力差,对外来刺激敏感,对多种毒素、病原体和致癌物质具有易感性。由于小白鼠繁殖周期短,产仔多,生长快,饲料消耗少,价格低廉,温顺易捉,操作方便,因此在医学实验中被广泛使用。特别适用于大量动物实验,如药物筛选、半数致死量和药物效价比较等。也可用于制造各种实验性疾病模型及各种药物和疫苗等生物鉴定工作中。

（三）大白鼠

大白鼠属于哺乳纲,啮齿目,鼠科。大白鼠是医学实验中经常使用的动物,广泛用于高级神经活动的实验,心肌梗死及血管疾病的实验;由于它的垂体-肾上腺系统很发达,常用作应激和垂体、肾上腺、卵巢等内分泌实验;大白鼠离体子宫收缩曲线稳定,可用于子宫收缩药物的鉴定;由于大白鼠有胆管,无胆囊,胆管直通十二指肠,因此,常用于作胆管插管,收集胆汁,进行消化功能的研究。

（四）豚鼠

豚鼠又名天竺鼠或荷兰猪,属于哺乳纲,啮齿目,豚鼠科。豚鼠繁殖快,对若干病原微生物易感染,在观察出血性实验和血管通透性实验中常用。用豚鼠切断迷走神经引起肺水肿实验,效果比其他动物明显,也可用于电解质代谢障碍、酸碱平衡紊乱等实验。

(五)兔

兔属于哺乳纲,啮齿目,兔科。兔繁殖率高,易饲养,较驯服,抗空气感染力强,在病理生理实验中常用,如血压、呼吸、心电等急性实验;离体兔心脏在一定条件下仍可搏动很久,是观察药物对哺乳动物心脏直接作用的较适合的模型;兔还可用于钾代谢障碍、水肿、DIC、休克等疾病模型。

二、实验动物的捉拿、固定与实验后处理

实验进行时,应限制动物的活动,使其保持安静以便操作和观察,这需要将动物捉拿到实验台上并加以固定,以此保障实验的顺利进行和不致被动物咬伤。这些操作需要反复练习,达到基本正确掌握。

(一)实验动物的捉拿

1. 青蛙和蟾蜍

通常用左手握持动物,将其腹部靠着手心,以示指和中指夹住蛙左右前肢,把后肢拉直,固定于无名指和小指之间,右手进行操作。捉拿蟾蜍时,不要碰压两耳侧突起的毒腺,以免毒液射入操作者眼内。如需长时间观察,可将蛙麻醉或破坏其脑脊髓,然后按实验要求用蛙钉固定于蛙板。

2. 小白鼠

小白鼠性情较温顺,捉拿时用右手轻轻提起鼠尾,放在粗糙面上,在其向前爬时轻拉鼠尾,小白鼠前肢紧紧抓住粗糙面,用左手拇指、示指捏住小鼠后颈背部皮肤,并将鼠体置于左手心中,以无名指和小指夹住鼠尾和后肢,即可进行注射或其他实验操作(图1-1-5)。

3. 大白鼠

大白鼠的牙齿很锋利,捉拿时应提防被其咬伤。捉拿及固定方法基本同小白鼠。左手戴上防护手套。

4. 兔

兔性情温驯,较易捉拿,但脚爪较尖,应避免抓伤。用右手或左手抓住颈部的被毛与皮肤,轻轻提起,再以另一只手托住其背部,将其重心承托在手掌上。易犯的毛病是抓耳、抓提腰部或背部。兔的固定方法可根据实验需要而定,多选用兔台或兔盒。

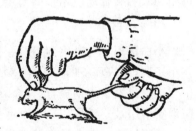

图1-1-5　小鼠捉拿

(二)动物实验后的处理

1. 基本要求

爱护动物。根据国家《实验动物管理条例》要求,同学们需遵守:

(1)实验前不得以恶作剧的形式戏弄或虐待动物,如拔牙、拔除须毛、提拉耳朵、倒提尾巴或后肢等行为。

（2）严格按要求对动物进行无痛麻醉,在没有达到麻醉效果前,不能进行实验。

（3）在长时间实验过程中,如遇麻醉失效,应及时补充麻醉剂。

（4）实验手术操作要柔和、准确,避免粗鲁的动作或随意翻弄、牵扯动物内脏器官。

（5）实验结束后,对能够存活的动物要给予及时治疗和照顾,使之迅速恢复健康。对于难以存活而必须处死的动物,应以过量麻醉剂施行安乐死术,不可弃之不管,任其痛苦死亡或以粗鲁的手段宰杀。

2.实验结束后动物的处死

（1）空气栓塞　术者用 50～100ml 的注射器,向静脉血管内迅速注入空气,以气体栓塞心脏和大血管而使动物死亡。家兔致死的空气量为 10～20ml,狗为 70～150ml。

（2）放血致死　家兔和猫可在麻醉状态下切开颈部,分离出颈总动脉,用止血钳或动脉夹夹闭两端,在其中间剪断血管后,缓慢松开近心端止血钳或动脉夹,轻压胸部可迅速放出大量血液,动物立即死亡。狗在麻醉状态下,可横向切开股三角区,切断股动静脉,并随即用容器收集,防止血液喷溅,几分钟后动物死亡。放血完毕可用自来水冲洗出血部位,以保持局部清洁。

三、实验动物的基本手术操作

（一）常用实验动物麻醉方法与途径

麻醉是为了在实验或手术过程中减少动物的疼痛,保持其安静。麻醉药的种类繁多,作用原理不尽相同,应用时需根据动物的种类以及实验或手术的性质,慎重选择药物和麻醉方法。

1.静脉注射麻醉

静脉注射麻醉是全身麻醉的一种常用方法。这种方法对注射器的要求是:针头缺口与注射器刻度在同一个方向上。这样当针头刺入静脉血管时,其缺口与注射器刻度都朝上,利于注射药液顺利进入血管,也便于观察注射剂量与速度。家兔:常取耳缘静脉为注射部位。耳缘静脉沿耳背边缘的内侧行走。首先剪毛,使血管显现,然后用左手中指和示指夹住兔耳根部,拇指和无名指捏住耳尖;右手持注射器,针头与血管成 20°角从耳尖部进针。兔耳皮肤薄,耳缘静脉表浅,因此进针不能太深,以免刺穿血管。注入药物的速度一定要慢。尤其是使用 20％～25％氨基甲酸乙酯(乌拉坦)溶液给家兔作静脉注射麻醉时,如果速度过快,往往会起动物死亡。为避免发生麻醉意外(呼吸暂停,心脏停跳,甚至死亡),可先缓慢注入药物总剂量的 4/5,剩下的 1/5 根据麻醉深度决定是否应该继续注入。

2.腹腔注射麻醉

与静脉注射相比,腹腔注射操作简便易行。狗、兔等较大动物腹腔内注射时可由助手固定动物,使腹部朝上,然后在后腹部外侧约 1/3 处进针,判断针头确在腹腔内,即可注入药物。大、小白鼠腹腔内注射麻醉一人操作即可。操作者事先用注射器抽取麻醉药,左手拇指与示指捏住鼠耳及头部皮肤,无名指与小指夹住鼠尾,腹部朝上固定于手掌间,右手持注射器从后腹部朝头的方向刺入,回抽,判断针头确在腹腔内,即可注射药液。腹腔注射麻醉药物由肠系膜吸收入血,经门静脉入肝再进入心脏,然后才能到达中枢神经系统。因此,麻醉作用发生慢,有一定程度的兴奋期,麻醉深度不宜控制,只有静脉注射麻醉失败后才进行。

注射时应注意:

（1）进针角度因动物大小而有不同,对较大动物针头可与腹壁垂直,鼠类宜使针头与腹壁

13

成 30°夹角。

（2）一定要回抽，若回抽到血液、粪便、尿液，表示针头已刺入脏器，必须拔出重刺。

（3）所用针头不宜太大，以免注射后药液自针孔流出。

3. 皮下注射麻醉

皮下注射麻醉是常用的局部麻醉方法。这种方法是在手术前，用 2ml 注射器安上 6 号针头将局部麻醉药（普鲁卡因）注入手术部位的皮下，使药液扩散，即可手术。

4. 麻醉效果的观察

动物的麻醉效果直接影响实验的进行和实验结果。如果麻醉过浅，动物会因疼痛而挣扎，甚至出现兴奋状态，呼吸心跳不规则，影响观察。麻醉过深，可使机体的反应性降低，甚至消失，更为严重的是抑制延髓的心血管活动中枢和呼吸中枢，使呼吸、心跳停止，导致动物死亡。因此，在麻醉过程中必须善于判断麻醉程度，观察麻醉效果。判断麻醉程度的指标有：

（1）呼吸 动物呼吸加快或不规则，说明麻醉过浅，可再追加一些麻药，若呼吸由不规则转变为规则且平稳，说明已达到麻醉深度。若动物呼吸变慢，且以腹式呼吸为主，说明麻醉过深，动物有生命危险。

（2）反射活动 主要观察角膜反射或睫毛反射，若动物的角膜反射灵敏，说明麻醉过浅；若角膜反射迟钝，则麻醉程度合适；若角膜反射消失，伴瞳孔散大，则麻醉过深。

（3）肌张力 动物肌张力亢进，一般说明麻醉过浅；全身肌肉松弛，麻醉合适。

（4）皮肤夹捏痛反应 麻醉过程中可随时用止血钳或有齿镊夹捏动物皮肤，若反应灵敏，则麻醉过浅；若反应消失，则麻醉程度合适。

总之，观察麻醉效果要仔细，上述四项指标要综合考虑，在静脉注射麻醉时还要边注入药物边观察。只有这样，才能获得理想的麻醉效果。

5. 几种常用的麻醉药及其用法

（1）氨基甲酸乙酯（乌拉坦） 常用于兔、狗、猫、蛙类等动物。本药易溶于水，常配成 20% 或 25% 的注射液，注射时应先快后慢，一次给药可维持 4～5h，麻醉过程较平稳，动物无明显挣扎现象，但动物苏醒慢，麻醉深度和使用剂量较难掌握。

（2）巴比妥类 用于动物实验的主要有三种：苯巴比妥钠，硫喷妥钠，戊巴比妥钠。其中最常用的是戊巴比妥钠，常配成 3%～5% 的注射药液，此药作用发生快，持续时间 3～5h。对动物的呼吸和循环功能无影响。配制方法：戊巴比妥钠 3～5g 加入 95% 酒精 10ml，加温助溶（不可煮沸）后，再加入 0.9% 的氯化钠溶液至 100ml。静脉注射时，前 1/3 剂量可快速注射，以快速渡过兴奋期，后 2/3 剂量则应缓慢注射，并密切观察动物的肌紧张状态、呼吸频率和深度及角膜反射。动物麻醉后常因麻醉药的作用以及肌肉松弛和皮肤血管扩张而使体温缓慢下降，所以应设法保温，不使肛温降至 37℃ 以下。

（3）氯醛糖 此药溶解度小，使用前需在 50℃ 水浴锅中加热使其全部溶解，但不宜直接加热，更不能煮沸，以免影响药效。加温后不宜久置，以免沉淀而失效。配制时若加入适量硼砂，可提高其溶解度和稳定性。一般取氯醛糖 1g、硼砂 2g，加水至 100ml。

（4）普鲁卡因 局部注射麻醉药。手术前，常用 1% 或 2% 水溶液注入手术部位皮下或肌肉内，可阻断神经纤维的传导，提高感受器官的感觉阈值，因而能够耐受手术操作。

(二)备皮和止血

对兔和狗等动物进行实验操作时,切开皮肤之前必须先用弯头剪或粗剪刀剪毛。剪毛范围应大于手术切口长度,剪下的毛应及时放入盛水的烧杯,以免到处飞扬。手术切口保证术野清晰,防止血肉模糊。因此,手术应尽量避免损伤血管。如有出血应及时止血。

(三)神经和血管的分离

神经和血管都是易受损伤的组织,在分离过程中要细心、轻柔,以免损伤其结构和功能。分离时应掌握先神经后血管、先细后粗的原则,要顺着神经、血管的走行纵向分离并逐步扩大,直至将神经血管按要求长度分离出来;并保持各结构在局部的自然位置,不要把结构关系搞乱。

(四)气管插管术

在哺乳动物急性实验中,为保证呼吸道通畅,一般均需做气管插管术。其步骤为:剪去颈前区手术野部位的毛,于喉头下方作正中切口,深度至气管表面游离气管并在其下方穿一根较粗的丝线。于甲状软骨下方 2～3cm 处作"⊥"形切口,横切口长度约为气管直径的 1/3。然后向下插入气管插管,用事先准备好的粗线在切口下方作结扎。插管后如动物突然出现呼吸急促,常提示气道不畅,应及时处理。

(五)血管插管术

为进行动、静脉血压观察以及抽取血样或静脉给药等操作,需进行血管插管术。动脉插管常取颈总动脉、股动脉,静脉插管常取股静脉、踝静脉。

1.颈总动脉插管术

剪去颈前区的毛,正中切开皮肤约 8cm,分离皮下组织,钝性分离肌肉,在气管两侧找到颈总动脉鞘,分离颈总动脉,在其下方穿两根线备用。动物静脉注射肝素(500U/kg)使全身肝素化。在颈总动脉的远心端结扎,并在结扎线下方 2cm 处用动脉夹夹住动脉的近心端。用眼科剪刀在尽可能靠近远心端结扎处剪 45°斜口,约占管径的一半,将充满肝素-生理盐水的动脉插管向心脏方向插入血管并结扎固定。动脉插管的另一端连接血压换能器(图 1-1-6)。

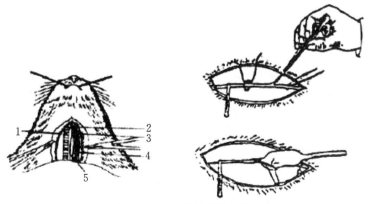

图 1-1-6 颈总动脉插管术

2.股静脉插管术

于腹股沟处股三角区沿血管走向作 4～5cm 切口,用止血钳分离肌肉和深筋膜,暴露出股神经和血管。一般股静脉在内侧,股动脉在外侧。股静脉管壁薄易损伤,用止血钳分离股静脉,以免出血。静脉插管和动脉插管相似,但不需动脉夹。

(六)输尿管插管与膀胱插管术

在耻骨联合上方,沿正中线作一长约 5cm 的皮肤切口,再经腹白线切开腹壁,将膀胱轻轻移至腹外,暴露膀胱三角,仔细辨认双侧输尿管,并将输尿管与周围组织分离(要防止出血)。

1.输尿管插管术

用线将输尿管近膀胱处结扎,并穿一线备用。在结扎上方用眼科剪在输尿管壁上剪一斜口,把充满生理盐水的输尿管导管向肾的方向插入输尿管内,将备用线结扎紧,以免滑脱(两侧插管方法相同)。若看到尿液从导管中流出,说明插管导尿成功。将双侧导尿管下端并拢对准记滴器,连接记录仪的记滴装置即可记录尿量。记滴器下置培养皿以便收集尿液。

2.膀胱插管术

腹部手术如前,但切口可稍小,取出膀胱后,在其顶部作荷包缝合,于缝合中心作一小切口,插入膀胱漏斗,收紧缝线关闭切口,防止尿液外漏,将从膀胱漏斗引流导管流出的尿液对准记滴器即可记录尿量。此法较易,但要避免因膀胱的松弛和收缩对单位时间内尿量记录的影响。

(七)胆总管插管术

剪去腹部兔毛,沿正中线从剑突向下作 4～5cm 的切口,将肝轻轻向上推,在十二指肠降支起始部位找到胆总管,轻轻将其分离出后,在紧靠十二指肠处将胆总管穿线结扎。然后在胆总管上剪一斜口,插入细塑料管,扎紧固定,或在胆总管开口处插管固定。

(八)蛙心插管术

(1)暴露心脏　暴露心脏并在主动脉下穿一线,打一松结。

(2)心脏插管　用眼科剪在主动脉左侧分支剪一小斜口,让心脏里的血尽量地流出(以免插管后血液凝固),用任氏液将流出的血冲洗干净后,把装有任氏液的蛙心插管插入主动脉球,然后稍退出,再向左向下作 90°角转弯,在主动脉瓣开放之际,顺势插入心室。当插管已插入心室时,可见插管中的液面随心搏而上下波动。这时将动脉与插管结扎紧,并将线固定在插管的小钩上,以防插管滑脱。用滴管吸去插管中的液体,换以新鲜任氏液。

(3)摘出心脏　小心提起已插好插管的心脏,在心脏下方绕线,结扎右主动脉、左右肺静脉、静脉窦,并在结扎线的下方或远心侧剪断,摘出心脏。

(九)坐骨神经标本的制备

(1)破坏脑和脊髓　以左手持蟾蜍,将其腹面朝向手心,前肢夹在示指和中指之间固定,后肢夹在无名指和小指之间固定,并用拇指按压蟾蜍头部使之下俯 30°～40°角;然后右手持金属探针沿蟾蜍头部的中线下划,可触及一凹陷处即为枕骨大孔。将探针从枕骨大孔垂直刺入 1～1.5mm,再向前刺入颅腔,左右搅动(可感觉到探针与颅骨壁的碰击),破坏脑组织;再将探针退回至进针处,但不拔出,而是转向后方刺入椎管,破坏脊髓。

(2)剪去躯干上部及内脏　用粗剪刀在骶髂关节以上 1.5～2cm 处剪断脊柱,用左手握住蟾蜍后肢,拇指按压骶骨,使蟾蜍头部及内脏自然下垂;避开腰骶神经丛后,右手用粗剪刀沿脊柱两侧剪开腹壁,在耻骨联合处将躯干上部及内脏剪掉。

（3）剥皮　左手持大镊子夹住脊柱断端（小心勿伤神经），右手捏住脊柱断端的皮肤边缘，逐步向下剥去全部后肢皮肤。将剥好的标本放置在盛有任氏液的培养皿中，备用。然后洗手并清洗用过的手术器械。

（4）坐骨神经标本的制备

①分离左右腿：用圆头镊子夹住脊柱并提起，避开坐骨神经，沿脊柱正中线将脊柱从上向下分成两半，再从耻骨联合中央剪开（注意：剪开时应避免剪刀走"S"形，以保证坐骨神经的完整），将已分离的两腿浸入任氏液中备用。亦可在游离大腿部位的坐骨神经后再分离两腿。

②游离坐骨神经：取蟾蜍腿一条，用玻璃分针在大腿背面内侧沿坐骨神经沟（股二头肌与半膜肌之间）分离肌肉，暴露坐骨神经。向上将梨状肌及其附近的结缔组织剪断，然后用玻璃分针沿脊柱自上而下轻柔游离坐骨神经腹腔部（坐骨神经呈亮白色束状），用眼科剪剪断神经的所有分支，在近脊柱处穿线结扎，从脊柱根部将坐骨神经剪断。也可以不结扎、不剪断神经，而保留一小块与神经相连的脊柱（约 0.5cm×0.5cm），供移动神经用。

（5）注意事项

①熟悉蟾蜍手术器械的使用方法，了解蟾蜍腿部的局部解剖及坐骨神经的走行。

②避免损伤蟾蜍背部的腺体（尤其是眼后的大腺体），防止其分泌物溅入眼内或污染标本。

③勿剪破蟾蜍内脏，并及时清洗手及用过的器械；已剥去皮肤的组织应避免接触蟾蜍皮肤或其他不洁物品，以防标本被污染。

④游离神经不可过度牵拉，应避免用手指、金属器械接触或夹持标本的神经部分，更不能用自来水冲洗标本。

⑤制备过程中应经常向标本上滴加任氏液，防止神经干燥。标本制成后须放在任氏液中浸泡数分钟，使标本兴奋性稳定。

⑥移动制备好的标本时，防止神经受力过大。

（十）实验动物的急救

生理实验常在实验动物的呼吸、血压、体温等生理指标相对稳定的情况下进行，但是如果在麻醉、手术操作或实验过程中出现严重异常情况，应立即采用急救措施，以保证实验顺利进行。

1.麻醉剂过量的处理

一旦发现麻醉过深，应立即处理，不能拖延，根据过量的程度不同采取不同的处理方法。

（1）呼吸慢而不规则，血压或脉搏仍属正常，一般施以人工呼吸或小剂量可拉明肌注。

（2）呼吸停止但仍有心跳时，给复苏剂并进行人工呼吸。人工呼吸机的吸入气最好用混合气体（$95\% O_2$,$5\% CO_2$）。

（3）呼吸、心跳均停止时，心内注射 1：10000 肾上腺素，用人工呼吸机人工通气，心脏按摩，肌注复苏剂（可拉明 2～5mg、山梗菜碱 0.3～1mg/kg、咖啡因 1mg/kg、印防己毒素 6.5mg/kg）及静脉注射 50% 葡萄糖液。

2.大出血的处理

若手术过程中不慎损伤血管，引起出血致使血压下降，此时应沉着应对，首先压迫出血部位，找准出血点，结扎止血，再静脉注入温热生理盐水，使血压恢复或接近正常水平。

3.**气道阻塞的处理**

呼吸不通畅,耳或口唇发紫,立即剪开气管。如果先已插入气管插管,立即拔管,用棉签轻轻擦去分泌物,使气道通畅,再插入气管插管用人工呼吸机通气,使呼吸频率或深度恢复正常。

4.**动物低温的处理**

在冬季实验时,环境温度较低,动物麻醉以后,体温常常下降,进而血压降低。此时,应在实验手术台下采用加热装置加温,如果没有加温装置,可用热水袋保温,以维持体温正常。此时,可输 37~38℃ 的温热生理盐水。

（李海涛　李玉明）

实验项目二

坐骨神经干动作电位的引导及传导速度和不应期的测定

【实验原理】

神经干动作电位是神经兴奋的客观标志。如果两个引导电极置于正常完整的神经表面，当神经干一端兴奋后，兴奋先后通过两个引导电极处，可记录到两个方向相反的电位偏转波形，称为双相动作电位。如果两个引导电极之间的神经组织有损伤，兴奋只通过第1个引导电极，不能传导至第2个引导电极，此时只能记录到1个方向的电位偏转波形，称为单相动作电位。神经干由很多兴奋性不同的神经纤维组成，故神经干动作电位与单根神经纤维的动作电位不同，它是由许多神经纤维动作电位综合形成的复合性电位变化，其电位幅度在一定范围内可随刺激强度的变化而变化。

动作电位在神经纤维上的传导有一定的速度。不同类型的神经纤维，其传导速度各不相同，取决于神经纤维的直径、有无髓鞘、环境温度等因素。蛙类坐骨神经干中以 Aα 类纤维为主，传导速度为 $35\sim40$ m/s。测定神经冲动在神经干上传导的距离（d）与通过这些距离所需的时间（t），即可根据 $V=d/t$ 求出神经冲动的传导速度。

可兴奋组织接受一次刺激后，其兴奋性会依次经过绝对不应期、相对不应期、超常期和低常期四个时期的变化，然后再恢复到正常的兴奋性水平。组织兴奋性的高低或有无，可用测定阈值的方法来确定。为了测定神经一次兴奋之后兴奋性的变化，可先给神经施加一个条件性刺激，引起神经兴奋，然后再用一个检验性刺激在前一兴奋过程的不同时相给予刺激，检查神经对检验性刺激反应的兴奋阈值以及所引起的动作电位的幅度，来判定神经组织的兴奋性的变化。

【实验目的】

(1)掌握神经干双相动作电位发生原理，观察刺激强度对神经干动作电位的影响。

(2)熟悉神经干动作电位传导速度的测定。

(3)了解相对不应期和绝对不应期。

【实验对象】

蟾蜍。

【主要器材、药品】

蟾蜍、蛙类常用手术器械(手术剪、手术镊、粗剪刀、眼科剪、金属探针和玻璃分针)，蛙板、蛙钉，不锈钢盘，污物缸，粗棉线，BL-420F 生物机能实验系统，神经屏蔽盒；任氏液。

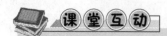课堂互动

  (1)什么是神经干？神经干动作电位与生理课"细胞的生物电现象"中所讲的动
   作电位有什么不同？

  (2)刺激强度与神经干动作电位幅值的关系是什么？

【实验方法】

一、基本手术

1.蟾蜍坐骨神经干标本制作

参照实验项目一"坐骨神经标本的制备"。

2.连接实验装置

用导线连接实验仪器,避免连接错误或接触不良。

3.神经干标本放置

将神经干置于标本屏蔽盒内,使神经干与刺激电极、接地电极、引导电极均接触良好。取神经干时须用镊子夹持两端扎线,切不可直接夹持或用手触摸神经干组织标本。神经干须经常用液体石蜡保持湿润。

二、实验项目

1.观察双相动作电位

(1)在 BL-420F 生物机能实验系统中启动实验项目"肌肉神经实验"里的"神经干动作电位的引导"。进入实验后,刺激强度从 0.1mV 开始,逐渐增加刺激强度,观察动作电位波形变化。调节刺激强度使动作电位具有适当幅度;调节采样间隔和灵敏度,使整个动作电位均出现在显示器上,并有适当的宽度和高度;调节刺激延迟使动作电位处于中间,以便仔细观察双相动作电位波形。

(2)观察神经干动作电位的幅度在一定范围内随刺激强度变化而变化的现象。

2.测定动作电位传导速度

(1)在 BL-420F 生物机能实验系统中启动实验项目"肌肉神经实验"里的"神经干兴奋传导速度测定"。进入实验后,1、2 通道显示动作电位,点击右键,出现"信号比较显示",点击"信号比较显示",将 1、2 通道记录的动作电位进行比较,测量动作电位的峰间距。

(2)测量标本盒内两个引导电极之间的距离。

(3)速度=两个引导电极之间的距离/潜伏期

3.神经兴奋不应期的观察

在 BL-420F 生物机能实验系统中启动实验项目"肌肉神经实验"里的"神经干兴奋不应期测定",计算机自动给予神经干 10 对刺激,每对刺激间隔逐渐减少,结果进行叠加。当检验

刺激(第二个刺激)不能引起动作电位时,此时这对刺激之间的间隔即绝对不应期。

4.观察单相动作电位

用镊子将两个记录电极之间的神经夹伤或用药物(如普鲁卡因,氯化钾)阻断,可见双相动作电位变为单相动作电位。

5.实验结束

停止实验→保存→反演并进行图形剪辑、处理→打印实验结果。

知识链接

2012 年 3 月 19 日发表在《美国国家科学院院刊》(Proc Natl Acad Sci USA)的研究报告称,电休克疗法(ECT)目前是治疗严重抑郁症的最有效的疗法。ETC 成功应用临床上 70 多年,推测可能通过下调左前额叶背外侧区域的平均全脑连接(脑的连接就是通过神经冲动进行的传导联系)而对抑郁症有疗效。

【注意事项】

(1)神经干分离过程中切勿损伤神经组织,以免影响实验效果。

(2)神经干两端要用细线扎住,然后浸于任氏液中备用。

(3)常用滴管吸任氏液湿润神经,以保持兴奋性良好。严防标本干燥。

【思考题】

(1)为什么神经干动作电位没有"全或无"现象?

(2)为什么神经干动作电位波形是双相的?

案例分析

案例

某人患坐骨神经卡压综合征(梨状肌综合征),患侧臀部疼痛;臀中部梨状肌处有压痛,压迫此处疼痛可放射至整个下肢;直肠或阴道内诊可触到紧张或变粗的梨状肌。

分析

(1)按压梨状肌引起下肢放射性疼痛的原因是什么?

(2)当坐骨神经剧烈疼痛时,可采取什么方法治疗?

(赵艳芝)

实验项目三

骨骼肌收缩的影响因素

【实验原理】

骨骼肌是一种可兴奋组织,受到有效刺激时可产生兴奋,兴奋最终表现为骨骼肌的收缩活动。在体肌肉受到神经系统的支配,神经冲动通过神经-肌接头的传递到达肌肉,引起肌肉的兴奋。作用于骨骼肌的刺激不同,骨骼肌显示不同的收缩形式。

1. 刺激强度与骨骼肌收缩的关系

刺激要引起组织兴奋必须具备三个基本条件,即刺激强度、刺激持续的时间和强度-时间变化率。固定后两个因素,逐渐增加刺激强度,可观察和记录到刚刚引起肌肉最小收缩时的最小刺激强度(阈强度),具有阈强度的刺激为阈刺激,大于阈强度的刺激称为阈上刺激。当刺激强度增大到一定水平时,肌肉发生最大收缩,此时再增加刺激强度,肌肉收缩不再增大(这是因为随着刺激强度增大,被兴奋的肌纤维越来越多,当达到最大刺激强度时,整个肌肉的全部肌纤维都发生收缩,再增大刺激强度,肌肉收缩不再增强)。引起最大收缩的最小强度的刺激称为最适刺激。

2. 刺激频率与骨骼肌收缩的关系

肌肉受到一次有效刺激,爆发一次动作电位,引起一次单收缩。单收缩过程分为潜伏期、缩短期、舒张期三个时期。在给予连续刺激作用时,因频率不同,下一刺激可能落在前一刺激所引起的单收缩的不同时期内,而引起肌肉不同的收缩形式,包括单收缩、不完全强直收缩、完全强直收缩。

【实验目的】

(1)观察刺激强度变化对骨骼肌收缩及收缩强度的影响,加深理解阈刺激、阈上刺激和最适刺激的概念。

(2)观察刺激频率变化对骨骼肌收缩形式的影响,理解骨骼肌产生不同形式收缩的基本条件。

【实验对象】

蟾蜍或蛙。

【主要器材、药品】

蛙类手术器械,支架,BL-420F生物机能实验系统,张力换能器,刺激电极;任氏液。

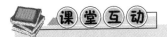

(1)什么是阈刺激、阈上刺激和最适刺激?

(2)根据作用于骨骼肌的刺激频率不同,骨骼肌有几种不同的收缩形式?

(3)骨骼肌的强直收缩是如何形成的? 为什么?

【实验方法】

一、实验准备

(1)破坏蛙脑和脊髓,剪开蛙一侧后肢的皮肤,暴露腓肠肌并向上剪至膝关节处,用尖镊在腓肠肌肌腱下穿线、结扎,提起结扎线,在结扎线下端剪断跟腱,用玻璃分针游离腓肠肌至膝关节处。

(2)将腓肠肌肌腱上的结扎线与张力换能器的金属片相连。调节线的位置与水平面垂直,同时松紧适当。用蛙钉将与腓肠肌另一侧肌腱相连的膝关节固定于蛙板上。将刺激电极置于腓肠肌的肌膜上并保证接触良好(图 1-3-1)。

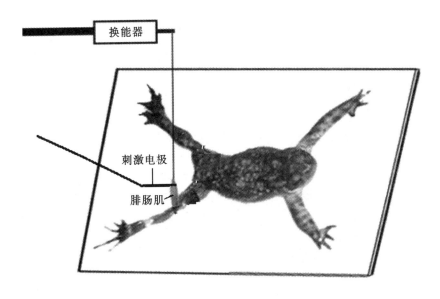

图 1-3-1 影响骨骼肌收缩因素的实验装置图

二、实验项目

1.刺激强度与骨骼肌收缩的关系

计算机桌面→"BL-420F 生物机能实验系统"图标→实验项目→骨骼肌-刺激强度与反应的关系→描记骨骼肌张力变化曲线。

通过 BL-420F 生物机能实验系统设置刺激参数并输出刺激,伴随刺激强度的增大,观察

"强度法则",并找出阈强度、最大刺激强度。

2. 刺激频率与骨骼肌收缩的关系

计算机桌面→"BL-420F 生物机能实验系统"图标→实验项目→骨骼肌-刺激频率与反应的关系→描记骨骼肌张力变化曲线。

通过 BL-420F 生物机能实验系统设置刺激参数并输出刺激,改变刺激频率,分别观察骨骼肌的单收缩、不完全强直收缩及完全强直收缩等几种收缩形式。

3. 实验结束

停止实验→保存→反演并进行图形剪辑、处理→打印实验结果。

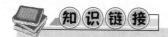

知识链接

　　不同动物或同一动物不同部位的骨骼肌,其单收缩时程差异很大。比如人骨骼肌有快肌与慢肌之分。快肌含有大量肌质网,能快速释放和回收钙离子,所以肌肉收缩速度快,单收缩时程短,如眼肌仅有 10ms。比目鱼肌属于慢肌,单收缩时程达 100ms。人体腓肠肌介于两者之间,约 30～35ms。

【注意事项】

(1)保持标本湿润,保证刺激电极与腓肠肌接触良好。

(2)不要连续刺激,避免肌肉疲劳。

【思考题】

(1)直接刺激腓肠肌引起肌肉收缩与刺激坐骨神经引起腓肠肌的收缩有什么不同?

(2)肌肉强直收缩时肌张力是单收缩时肌张力的 3～4 倍,而不会更高,为什么?

(赵海燕)

实验项目四

红细胞渗透脆性的测定

【实验原理】

红细胞在低渗盐溶液中发生膨胀破裂的特性称为红细胞渗透脆性(osmotic fragility),简称脆性。红细胞在等渗溶液中可以保持其正常的形态和大小,维持正常的功能。而将红细胞置于低渗盐溶液中,水将在渗透压的作用下进入红细胞,红细胞由正常的双凹圆盘状逐渐膨胀成为球形;当渗透压低至一定程度的时候,部分红细胞开始破裂而发生溶血(血红蛋白释出);随着渗透压的进一步下降,全部红细胞都会发生破裂溶血。这说明红细胞对低渗溶液具有一定的抵抗力,而且同一个体的红细胞对低渗溶液的抵抗力并不相同。生理情况下,衰老的红细胞对低渗溶液的抵抗力小,即脆性高;而初成熟的红细胞对低渗溶液的抵抗力大,即脆性低。有些疾病可影响红细胞的渗透脆性,如遗传性球形红细胞增多症患者的红细胞脆性变大。故测定红细胞的渗透脆性有助于一些疾病的临床诊断。红细胞渗透脆性的大小可以用 NaCl 溶液浓度的高低来表示。将红细胞置于一系列不同浓度的低渗 NaCl 溶液中,开始出现溶血现象的低渗溶液浓度为该血液红细胞的最小抵抗力,即最大脆性(正常为 $0.42\% \sim 0.46\%$ NaCl溶液);出现完全溶血时的低渗 NaCl 溶液浓度则为该血液红细胞的最大抵抗力,即最小脆性(正常为 $0.28\% \sim 0.32\%$ NaCl 溶液)。

【实验目的】

(1)理解红细胞渗透脆性的概念。

(2)理解血浆渗透压的概念及其对红细胞形态、功能的影响。

(3)学习测定红细胞渗透脆性的实验方法。

【实验对象】

家兔。

【主要器材、药品】

哺乳动物手术器械一套,10ml 小试管,试管架,滴管,1ml 吸管;1% NaCl 溶液,蒸馏水。

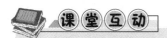
课堂互动

(1)在高渗溶液中,红细胞形态会发生什么样的变化?

(2)临床上有哪些疾病会出现红细胞渗透脆性异常?

【实验方法】

1. 溶液配制

取小试管10个,编号后按序排列于试管架上,按表1-4-1要求向各试管内加入不同体积的1% NaCl溶液和蒸馏水,配制出10种不同浓度的NaCl低渗溶液。

表1-4-1　10种不同浓度的NaCl低渗溶液

试剂	试　管　编　号									
	1	2	3	4	5	6	7	8	9	10
1%NaCl(ml)	0.90	0.65	0.60	0.55	0.50	0.45	0.40	0.35	0.30	0.25
蒸馏水(ml)	0.10	0.35	0.40	0.45	0.50	0.55	0.60	0.65	0.70	0.75
NaCl浓度(%)	0.90	0.65	0.60	0.55	0.50	0.45	0.40	0.35	0.30	0.25

2. 制备抗凝血

家兔麻醉、固定。沿正中线剪开颈部皮肤和肌肉,分离一侧颈总动脉,将其远心端用线结扎阻断血液,近心端夹上动脉夹,做颈总动脉插管,结扎固定,松开动脉夹,放血至加有肝素的小烧杯中。

3. 加抗凝血

用滴管吸取抗凝血,在各试管中加1~2滴,轻轻颠倒混匀,室温静置1h。

4. 结果判断

根据各管中液体颜色和混浊度的不同,判断红细胞脆性(图1-4-1)。

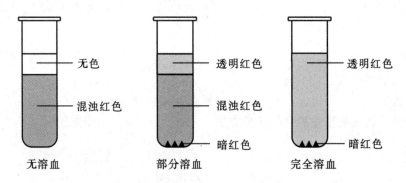

　　　　　无溶血　　　　　　　　部分溶血　　　　　　　　完全溶血

图1-4-1　红细胞渗透脆性实验结果

(1)无溶血(－)　液体下层为混浊红色,上层为无色,表明红细胞无破裂。

(2)部分溶血(±)　液体下层为混浊红色,上层出现透明红色,最底层可见暗红色沉淀物,表明部分红细胞已破裂,称为不完全溶血。

(3)完全溶血(＋)　液体完全变成透明红色,底层可见暗红色沉淀物,表明红细胞完全破裂,称为完全溶血。

根据实验现象判断红细胞溶血情况,记录红细胞渗透脆性的范围,报告该血样的红细胞最大渗透脆性和最小渗透脆性。

试管编号	1	2	3	4	5	6	7	8	9	10
溶血情况										

知识链接

红细胞渗透脆性与红细胞表面积和体积的比值有关,表面积大而体积小的红细胞对低渗盐溶液抵抗力较大(脆性低),反之则抵抗力较小(脆性高)。

红细胞渗透脆性实验的临床意义:

- 脆性增加,见于遗传性球形红细胞增多症、自身免疫性溶血性贫血伴球形红细胞增多症患者。

- 脆性减低,见于缺铁性贫血、地中海性贫血、镰状红细胞贫血,以及其他红细胞面积/体积比例增大的情况,如肝病等患者。

【注意事项】

(1)准确配制不同浓度的低渗盐溶液。

(2)配液时用到的所有玻璃器皿应干燥、清洁。

(3)各试管中加抗凝血的量要准确一致,不可将血液泡沫滴入试管中。滴管口尽量靠近试管内液面滴入抗凝血,尽量减少机械溶血。

(4)混匀时,用示指堵住试管口,轻轻倾倒1~2次,减少机械震动,避免人为溶血。

(5)抗凝剂最好用肝素,其他抗凝剂可改变溶液的渗透压。

(6)观察结果时应以白色为背景。

【思考题】

(1)同一个体的红细胞渗透脆性不一样,为什么?

(2)红细胞渗透脆性测定的临床意义是什么?

(崔艳秋)

实验项目五

人体动脉血压的测量

【实验原理】

　　动脉血压是指流动的血液对单位面积动脉血管壁的侧压力。临床工作中,人体动脉血压的测量常采用间接测量法,其原理是用血压计的压脉带在动脉外施加压力,根据血管音的变化来测量血压。正常情况下,血液在血管内流动时没有声音,但如果血管受压变窄而形成血液涡流时,则发出声音(血管音)。如图 1-5-1,将血压计的压脉带缚于上臂肱动脉处充气加压,当压脉带带内的压力超过收缩压时,动脉血流被完全阻断,此时听不到血管音也触及不到桡动脉搏动。然后逐渐放气降压,当压脉带内的压力略低于收缩压时血流断续通过受压变窄的肱动脉,形成涡流而发出声音。因此,刚能听到声音时压脉带内的压力相当于收缩压。继续放气降压,随着压脉带内压力的降低,通过肱动脉的血流量增多,血流持续时间变长,血管音越来越强而清晰,当压脉带内的压力等于或稍低于舒张压时,血管内的血流由断续变为连续,失去了形成涡流的因素而使血管音突然降低或消失。因此,血管音突变时压脉带内的压力相当于舒张压。

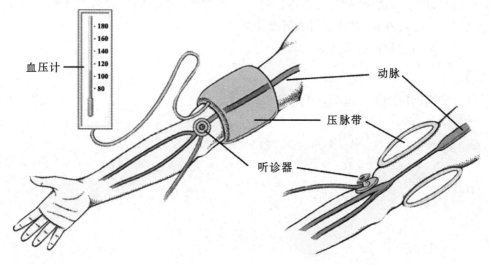

血压计

动脉

压脉带

听诊器

图 1-5-1　血压计的工作原理

【实验目的】

　　(1)学习并掌握间接测定人体动脉血压的原理和方法。

　　(2)观察某些因素对动脉血压的影响。

【实验对象】

　　人。

【主要器材、药品】

台氏血压计,听诊器。

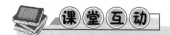

(1)人体正常动脉血压的范围是多少?

(2)收缩压和舒张压分别是如何形成的?

【实验方法】

一、熟悉血压计的结构

血压计由检压计、压脉带和打气球三部分组成。检压计是一个标有刻度的玻璃管,其刻度一边以 mmHg 为单位,另一边以 kPa 为单位(1kPa＝7.5mmHg),上端通大气,下端与水银槽相通。压脉带是一个外包布套的长方形橡皮囊,借橡皮管分别和检压计的水银槽及打气球相通。打气球是一个带有螺丝帽的橄榄球状橡皮囊,螺丝帽的拧紧和放松是供充气或放气用的。

二、正常动脉血压的测量

(1)受试者取坐位,心脏与血压计零点应在同一水平,使受试者静坐 5min,肢体放松,呼吸平稳,情绪稳定。

(2)松开打气球上的螺丝帽,将压脉带内的空气排空后再将螺丝帽旋紧。

(3)受试者脱左臂衣袖,将压脉带裹于左上臂距肘窝上方处 3cm。压脉带应与心脏同一水平,使其松紧适度,手掌向上放于桌面上。

(4)在压脉带下方、肘窝上方找到肱动脉搏动处,将听诊器的胸具置于压脉带边缘外的动脉上。

(5)听取血管音变化。向压脉带充气加压,同时注意倾听声音变化,在声音消失后再加压30mmHg,然后稍稍扭松打气球上的螺丝帽,缓慢放气,仔细倾听听诊器内血管音的一系列变化:声音先是由无到有,由低到高,而后突然变低,最后完全消失。

(6)测量正常动脉的血压。重复上一操作,同时注意检压计读数。当徐徐放气时,第一次听到的血管音即代表收缩压,最后声音突然减弱或消失时的血管音代表舒张压。记下血压读数,放空压脉带,使压力降低为零。重复测压 2～3 次,记录测得的动脉血压并获取平均值。

三、呼吸和运动对动脉血压的影响

1.观察深快呼吸对血压的影响

记录正常的血压后,令受试者加深呼吸 1min,检测血压并记录。

2.观察运动对血压的影响

记录正常的血压后,让受试者作原地蹲起运动,1min 内完成 50～60 次,共做 1～2min,运动后立即坐下测压,并记录。

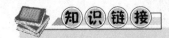
知识链接

高血压标准

2004 年中国高血压防治指南中将 18 岁以上成人的血压按不同水平分类(表 1-5-1)。其中,将 120~139/80~89mmHg 列为正常高值是根据我国流行病学数据分析的结果。血压处于此范围者,应认真改变生活方式,及早预防,以免发展为高血压。

表 1-5-1 我国成人血压分类

类 别	收 缩 压(mmHg)	舒 张 压(mmHg)
正常血压	<130	<85
正常高值	120~139	80~89
高血压	≥140	≥90
1 级高血压("轻度")	140~159	90~99
2 级高血压("中度")	160~179	100~109
3 级高血压("重度")	≥180	≥110
单纯收缩期高血压	≥140	<90

注:若收缩压与舒张压分属不同级别时,则以较高的分级为准。

【注意事项】

(1)测定血压时,要保持室内安静,否则听不到动脉搏动的声音。

(2)压脉带缠绕松紧要合适,并与心脏处于同一水平。

(3)戴听诊器时,使听诊器耳具的弯曲方向与外耳道一致,即接耳端的弯曲向前。

(4)当整个测压实验完毕后,要将检压计下面水银柱阀门关闭,以免水银外溢,仪器受损。

(5)动脉血压的测定,要准确、迅速地在 1~2min 内完成,否则易使被测量者有不舒服的感觉。

(6)如需重复测定时,须将压脉带内的空气放尽,使压力降至零(水银柱到零),而后再加压测定。

【思考题】

(1)深快呼吸对血压产生什么样的影响? 为什么?

(2)运动对收缩压和舒张压的影响是否一致? 为什么?

案例分析

案例

患者,男性,47 岁,工程师,身高 178cm,实际体重 90kg(标准体重 73kg),体重指数 28.4,

血压 145/92mmHg,腰围 97cm。血清胆固醇(TC)4.35mmol/L(正常范围 3.4～5.2mmol/L),血清三酰甘油(TG)1.38mmol/L(正常范围 0.56～1.7mmol/L),血清低密度脂蛋白(HDL－C)1.13mmol/L(正常范围 0.9～1.4mmol/L)。

主诉:劳累后头疼 3 年,加重 1 周。现病史:3 年前体检时发现血压偏高,收缩压 150mmHg、舒张压 95mmHg,无明显自觉症状,偶感劳累后头疼,无头晕、乏力、失眠、多梦等症状。3 年来一直坚持药物治疗,血压一直控制在:收缩压 130～145mmHg、舒张压 85～95mmHg。坚持每年体检 1 次,经 X 线、心电图、肾功能、眼底等各项检查及血、尿化验,均未发现心、脑、肾、血管的损害。患者体态肥胖,不喜欢活动,经常在外就餐,偶饮少量红葡萄酒,自发病以来未接受过正规的饮食指导,近 1 周来因连续加夜班,导致头疼加重。

分析

(1)该患者是否能诊断为高血压?

(2)针对该患者目前的状态,你认为在生活方式和饮食上应注意些什么?

(崔艳秋)

实验项目六

人体视野的测定

【实验原理】

视野是单眼固定不动、注视正前方一点时,该眼所能看到的空间范围。借助此种视力检查可以了解整个视网膜的感光功能,并有助于判断视力传导通路及视觉中枢的机能。正常人的视野范围在鼻侧和额侧的较窄,在颞侧和下侧的较宽,这主要与面部结构有关。在相同的光照条件下,不同颜色视野的大小不同,白色的视野最大,其次是黄蓝色、红色,绿色视野最小(图1-6-1)。通常情况下,可借助视野计来测量视野。视野计的样式颇多,最常用的是弧形视野计(图1-6-2)。它是一个安在支架上的半圆弧形金属板,可绕水平轴旋转360°。圆弧形金属板上有刻度,表示由该点射向视网膜周边的光线与视轴之间的夹角。视野界限即以此角度表示。在圆弧形金属板内面中央有一个固定圆心,其对面的支架上附有可上下移动的托颌架。实验时,受试者的下颌置于托颌架上。托颌架上方附有眼眶托,测定时眼眶托附着于受试者眼窝下方。此外,视野计附有各色视标,测定各种颜色的视野时使用。

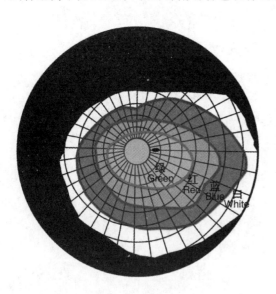

图1-6-1 人右眼的视野图

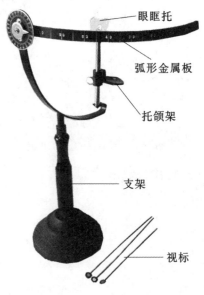

图1-6-2 弧形视野计

【实验目的】

(1)学习视野计的使用方法和视野的检查方法。

(2)了解测定视野的临床意义。

【实验对象】

人。

【主要器材】

视野计,视标,视野记录纸,铅笔,白纸,遮眼板。

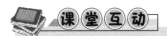

(1)为什么不同颜色的视野范围大小不同?

(2)根据理论课所学知识,分析视野缺损可能的病变部位会在哪里?

【实验方法】

一、认识视野计

观察视野计的结构,熟悉使用方法。

二、视野的测定

(1)将视野计对着充足的光线放好,令受试者把下颌放在托架上,使受试眼眼眶下缘靠在眼眶托上。先将弧架摆在水平位置,调整托颌架的高度,使眼恰与弧架的中心点位于同一水平面上。遮住另一只眼,令受试眼注视弧架的中心点。检测者从周边向中央慢慢移动白色视标,当受试者能够看清视标及其颜色时,将视标回移一些。重复测试一次。待得出一致结果后,就将受试者刚能看得到视标并能分辨出颜色时视标所在的点画在视野图纸的相应经纬度上。

(2)将弧型金属板转动30°,重复上述操作步骤。如此继续,12个方向,在视野图纸上得出12个点,将此12个点依次连接起来,就得出受试者该眼白色视野的范围。

(3)按照相同的操作方法,测定红、黄或蓝、绿色视野。观察视野的形状,对比不同颜色视野的大小。

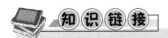

脑垂体瘤导致双颞侧偏盲

早期垂体瘤常无视力、视野障碍。如肿瘤长大,向上伸展压迫视交叉,则出现视野缺损,外上象限首先受影响,红色视野最先受累。此时患者在路上行走时易碰撞路边行人或障碍物。以后病变增大、压迫较重,则白色视野也受影响,渐至双颞侧偏盲。如果未及时治疗,视野缺损可再扩大,并且视力也有减退,以致全盲。

【注意事项】

(1)在测试中,要求被测眼一直注视圆弧形金属架中心点。

(2)测试视野时,以被测者确实看清楚视标颜色时视野计的读数为准。

【思考题】

(1)夜盲症患者的视野将会发生什么变化？为什么？

(2)视交叉病变时,患者视野将出现何种改变？为什么？

案例分析

案例

一患者左眼颞侧视野、右眼鼻侧视野发生缺损。

分析

请判断其病变的可能部位。

（崔艳秋）

第二部分
专业特色实验

DIERBUFEN ZHUANYETESESHIYAN

实验项目一

缺氧耐受性的影响因素和血脑屏障的作用

 缺氧耐受性的影响因素

【实验原理】

机体对缺氧有一定的耐受能力,在不同的条件下机体对缺氧的耐受性不同。对缺氧的耐受性除受缺氧程度和发生速度影响外,还与许多体内外其他因素如年龄、机体的代谢状况、营养、锻炼和代偿适应能力等有关。当动物中枢神经系统功能受抑制或降低动物所处的环境温度时,其代谢率会降低,组织细胞耗氧量减少,可增强机体对缺氧的耐受性,延长其死亡时间;反之,当动物的中枢神经系统兴奋或动物所处的环境温度升高时,其代谢率会增高,组织细胞耗氧量增加,可降低机体对缺氧的耐受性,缩短其死亡时间。

【实验目的】

(1)观察中枢神经系统的功能状态不同、外界环境温度不同对缺氧耐受性的影响。

(2)探讨各种条件因素在低氧发病中的重要性和临床应用,如冬眠疗法、低温疗法等的意义。

(3)掌握对照实验和控制实验条件的重要性。

【实验对象】

体重 18～20g 小白鼠。

【主要器材、药品】

恒温水浴箱一台,温度计 2 支(0～100℃),碎冰,125ml 缺氧瓶 5 个/组,500ml 烧瓶 2 个/组,2ml 注射器及针头 1 支/组,1ml 注射器及针头 3 支/组;0.25%尼可刹米溶液,5%乌拉坦溶液,200g/L NaOH。

课堂互动

(1)在工作和生活中,你认为哪些情况会使机体缺氧?影响缺氧耐受性的因素有哪些?

(2)讨论何种情况使机体的功能和代谢率增高、氧耗量增多、对缺氧的耐受性差,人工降温是通过何种机制使机体对缺氧的耐受性增强。

【实验方法】

1.缺氧瓶准备

(1)用2ml注射器向缺氧瓶中各加入NaOH 2ml,以吸收小白鼠呼出的CO_2,分别在瓶底放入铁纱网并铺开压紧,注意不要让NaOH溅到铁纱网上。

(2)取500ml烧杯2个,其中之一加入碎冰和水,并保持杯内水温在0~4℃;另一烧杯放在恒温水浴箱中,使温度保持在40~42℃。

2.观察机体状况对缺氧耐受性的影响

取小白鼠2只。一只小白鼠腹腔内注射0.25%尼可刹米溶液0.2ml/10g体重,另一只腹腔内注射5%乌拉坦0.2ml/10g体重,分别放入两个缺氧瓶内,密闭,立即记录开始缺氧的时间。观察动物一般表现(呼吸、唇色、活动等),并记录其存活时间。

3.观察环境温度对缺氧耐受性的影响

取小白鼠3只,分别装入3个缺氧瓶内,将瓶塞盖紧,记录开始缺氧的时间。立即将其一放在0~4℃冰水烧杯中,另一置于40~42℃恒温水浴箱中,余一放于室温环境中,观察动物一般表现(呼吸、唇色、活动等),并记录其存活时间。

将实验结果记录于表2-1-1。

表2-1-1　缺氧耐受性的影响因素实验结果

	缺氧开始时间	呼吸、唇色、活动	死亡时间	存活时间
冰水环境				
温热环境				
室温环境				
注射乌拉坦				
注射尼可刹米				

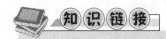

知识链接

　　机体对缺氧的耐受性除了与缺氧的原因、发生速度、程度和持续时间有关外,还受机体的代偿适应能力和代谢状态等多种因素的影响。适当体育锻炼可使心、肺功能增强,氧化酶活性增高,血液运氧能力提高,从而增强机体对缺氧的耐受性。

【注意事项】

(1)实验过程必须保持缺氧瓶完全密闭。

(2)瓶底铁纱网铺开并压紧,注意不要让NaOH溅到铁纱网上,以免小白鼠接触而烧伤,使结果复杂化。

【思考题】

(1)不同环境温度为什么会影响小白鼠对缺氧耐受的时间?机体功能代谢状态如何影响小白鼠对缺氧的耐受性?

(2)实验结果对我们的日常生活与临床应用有哪些启示？

案例分析

案例

对心跳骤停的患者实施低温疗法的病例报告最早见于上世纪50年代,研究人员报告了一名2岁的患儿被降温至33℃达48h,其神经功能完全恢复。随后研究人员又报告了一系列病例,7例没有降温的患者只有1例存活,而12例被诱导降温的患者有6例存活。其目标温度是31~32℃。此外,还有许多病例报道显示,当心跳骤停患者被发现时处于低温状态,经过复苏,患者最终存活。

分析

(1)低温环境为什么能较长时间耐受缺氧？
(2)冬眠疗法的应用机制是什么？

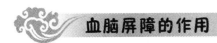

血脑屏障的作用

【实验原理】

病因作用于机体需要到达一定的部位并被机体所感受才能引起疾病。致病因素能否侵入机体并到达一定的作用部位,在很大程度上取决于机体内外屏障防御作用的强弱。在正常情况下,致病因素被机体屏障结构所阻挡或在体内被消灭。疾病的发生首先是由于机体的屏障防御功能受到损伤,使致病因素侵入体内并经一定的途径蔓延扩散。

知识链接

机体的屏障结构分为:外部屏障,包括皮肤和黏膜;内部屏障,包括白细胞、淋巴结、肝、脾、血脑屏障和胎盘屏障等。正常情况下,致病因素被机体屏障结构所阻挡或在体内被消灭。

血脑屏障是指脑毛细血管阻止某些物质(多半是有害的)由血液进入脑组织的结构。

【实验目的】

观察血脑屏障在疾病发生发展中的作用。

【实验对象】

小白鼠。

【主要器材、药品】

1ml 注射器,10％台盼蓝。

【实验方法】

取小白鼠一只,腹腔内注射 10％台盼蓝 0.4ml,放回鼠笼,待 1h 后处死,打开颅腔,观察脑膜和脑组织的颜色。

【注意事项】

打开颅腔时,勿破坏脑组织,以免影响实验结果的观察。

【思考题】

皮肤、巩膜、脑膜颜色与脑组织颜色有何不同? 为什么?

（刘静维）

实验项目二

家兔酸碱平衡紊乱模型复制及抢救

【实验原理】

体液酸碱度的相对稳定是维持内环境的基本条件之一。体液酸碱度以 pH 表示,适宜的动脉血酸碱度范围是 7.35~7.45。机体可通过体液的缓冲作用、肺与肾的调节作用以及细胞内外的离子交换等途径对酸碱平衡进行调节,使 pH 值维持在正常范围之内。

如果体内酸碱性物质因摄入及代谢产生过多,或因丢失而不足,超出机体代偿能力,或因机体调节酸碱平衡的机制障碍,均可造成体液酸碱度的稳态破坏,发生酸碱平衡紊乱,致器官组织功能、代谢变化。

【实验目的】

(1)学习复制酸碱平衡紊乱动物模型,学会根据复制原理对酸碱平衡紊乱类型进行初步判断。

(2)观察不同酸碱平衡紊乱时动物呼吸、血压的变化,理解其变化机制。

【实验对象】

家兔。

【主要器材、药品】

哺乳类动物手术器械一套,兔台,BL-420F 生物机能实验系统,计算机与打印机,血气分析仪,压力换能器,张力换能器,1ml、5ml 和 10ml 注射器及针头,气管插管,附三通开关的细塑料管(动脉插管),动脉夹;20% 乌拉坦,0.3% 肝素生理盐水,120g/L 磷酸二氢钠或稀盐酸(0.5mol/L),50g/L 碳酸氢钠,0.1% 肾上腺素,生理盐水。

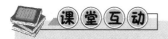
课堂互动

(1)部分糖尿病患者为什么出现深大呼吸?甚至呼出气中有烂苹果气味?

(2)休克时如果选用血管活性药物,为什么必须在纠正酸中毒的基础上使用?

【实验方法】

一、基本手术操作

(1)取家兔,称重。耳缘静脉推注 20% 乌拉坦(5ml/kg)麻醉后,背位固定。

（2）颈前正中切开皮肤，分离皮下组织及气管，做气管插管。

（3）将与压力换能器相连的动脉插管中推注肝素，检查无气泡及漏液后关闭三通开关。

（4）分离一侧颈总动脉并在其下方穿线2根，远心端用线结扎，近心端用动脉夹夹闭，用眼科剪以45°向心方向剪"V"口，做颈总动脉插管并用线绑定，以记录血压信号。

（5）在腹上部呼吸较强的位置用手术缝针钩于皮下，用线与张力换能器相连于 BL-420F 生物机能实验系统，调整线的松紧度与垂直度，以记录呼吸信号。

（6）做股动脉插管：分离一侧股动脉，远心端用线结扎，近心端先用动脉夹夹闭。将带有三通开关的动脉插管充满肝素后向心插入并结扎固定。

二、实验项目

1. 描记正常呼吸、血压信号

计算机桌面→"BL-420F 生物机能实验系统"图标→输入信号→1 通道：压力→2 通道：张力→调整基线和灵敏度→记录正常呼吸、血压信号。辨清记录的呼吸信号中所包含的呼吸频率、节律与呼吸幅度信息；辨清记录的血压信号中所包含的心率、血压值和脉压的信息。

2. 动物全身肝素化

耳缘静脉注入 0.3% 肝素生理盐水（2ml/kg），使动物全身肝素化。

3. 血气分析

将 1ml 注射器用肝素润壁后针头插入软木塞以隔绝空气，松开股动脉的动脉夹，打开股动脉插管的三通开关，弃去先流出的 2、3 滴血后，将注射器拔去针头立即插入三通管取血 0.6ml，关闭三通开关，拔出注射器并套上原针头，用血气分析仪进行血气分析，作为实验前的正常对照值。

4. 分组复制酸碱平衡紊乱模型

（1）耳缘静脉注入磷酸二氢钠（5ml/kg）或稀盐酸（2ml/kg），观察、记录家兔呼吸、血压变化并做实验标记。给药 10min 后，按步骤 3"血气分析"的方法采集血液标本，测定血气指标。

（2）耳缘静脉注入碳酸氢钠（3ml/kg），观察、记录呼吸、血压的变化并做实验标记。给药 10min 后，按步骤 3"血气分析"的方法采集血液标本，测定血气指标。

（3）用止血钳完全夹闭气管插管上的乳胶管 1～2min，随即按步骤 3"血气分析"的方法采集血液标本，测定血气指标。并观察、记录呼吸、血压的变化并做实验标记。

（4）经耳缘静脉注入 0.1% 肾上腺素（0.5ml/kg），造成急性肺水肿，观察、记录呼吸、血压的变化并做实验标记。待动物出现躁动、呼吸困难、发绀、气管插管流出白色或粉红色泡沫样液体时，取血测定血气指标。

根据上述各组实验方法判断其属于何种酸碱平衡紊乱类型，思考、设计各自的抢救方案。

据测得的碱剩余（BE）补碱公式：

需补充碳酸氢钠的 mmol 量 ＝ ｜ BE ｜ ×体重（kg）×0.3

需补充 5% 碳酸氢钠的 ml 量 ＝需补充碳酸氢钠的 mmol 量/0.6

注：①0.3 是 HCO_3^- 进入体内的分布间隙，即体重×30%

②5% 碳酸氢钠 1ml＝0.6mmol

5.实验结束

停止实验→(默认文件夹下)保存实验文件→打开刚保存的实验文件→进行图形剪辑、处理→打印实验结果。

将实验结果记录于表2-2-1。

表2-2-1 酸碱平衡紊乱模型制备的实验结果记录

实验项目	呼吸变化	血压变化
注射磷酸二氢钠或稀盐酸		
注射碳酸氢钠		
夹闭气管插管上的乳胶管		
急性肺水肿		

知识链接

　　酸碱平衡紊乱在临床上可发生单纯型酸碱平衡紊乱,也可发生混合型酸碱平衡紊乱。单纯型酸碱平衡紊乱主要根据血浆 HCO_3^- 或 H_2CO_3 浓度原发性改变及 pH 变化特点分四类,即代谢性酸中毒、代谢性碱中毒、呼吸性酸中毒和呼吸性碱中毒。混合型酸碱平衡紊乱可出现双重性或三重性酸碱平衡紊乱。酸碱平衡紊乱对机体的影响主要表现在呼吸系统、循环系统、中枢神经系统的功能障碍和血浆电解质(钾、钙)代谢障碍。

【注意事项】

(1)分离气管和动脉时,尽量减少出血,并保持呼吸道通畅。

(2)药物注射量存在个体差异,据观察变化情况,可进行适当增减。抽取药物的注射器勿混用。

(3)每次取血时所用注射器与针头的型号、肝素量、采血量均应一致。

(4)取血后转动注射器针管使血液标本与肝素充分混匀,不发生凝血。

(5)实验前家兔不宜过度饥饿和剧烈活动,否则会导致血液 pH 值下降。

【思考题】

(1)所复制的酸碱平衡紊乱各属于何种类型? 治疗原则是什么?

(2)酸中毒与碱中毒对动物血压和呼吸各有什么影响? 分析其影响机制。

案例分析

◆ 案例

　　某男,38 岁,患有 1 型糖尿病(胰岛素依赖型糖尿病)。因腹痛、腹泻 1 天入院。入院前进食少,未使用胰岛素。查体:体温、血压、脉搏正常,呼吸 24 次/分,呼吸深大,皮肤干燥。化验检查：动脉血 pH 7.22，$PaCO_2$ 25mmHg，Na^+ 140mmol/L，K^+ 3.5mmol/L，Cl^- 104mmol/L，HCO_3^- 10mmol/L，血糖 22mmol/L，血和尿中酮体阳性。

◆分析

(1)患者是否发生酸碱平衡紊乱？属于哪种类型？主要判断依据是什么？

(2)患者的阴离子间隙(AG)有无变化？

（王新芳）

实验项目三

家兔高钾血症模型复制及抢救

【实验原理】

　　高钾血症对心肌生理特性的影响主要表现在：轻度高钾时，心肌兴奋性升高，严重高钾时，兴奋性反而下降，传导性下降，自律性下降，收缩性下降。高钾血症对心电图的影响主要表现在：T 波高尖（血清钾超过 5.5mmol/L 时即可出现），P 波和 QRS 波振幅降低、间期增宽，S 波增深。高钾血症功能损害具体表现在：出现各种各样的心律失常，特别是一些致死性心律失常，如心脏停搏、心室纤颤，这是高钾血症对生命的主要影响和威胁。降低血钾浓度的措施：碱性环境可通过促进钾离子向细胞内转运而降低细胞外液钾浓度；增加细胞外的钙离子以促进钙离子内流，提高心肌的收缩力；高渗糖及胰岛素通过促进钾离子向细胞内转移和促进肾脏排钾从而达到降低血钾浓度的效果。

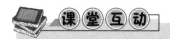

　　(1)高钾血症引起酸中毒，尿液却是碱性的，为什么？
　　(2)细胞外液的钾离子和钙离子内流有什么关系？

【实验目的】

　　(1)观察高钾血症对家兔心脏的毒性作用。
　　(2)观察高钾血症对家兔心电图改变的特征。
　　(3)比较治疗高钾血症的基本方法和原则，从而了解治疗的病理生理基础。

【实验对象】

　　家兔。

【主要器材、药品】

　　哺乳动物手术器械一套，BL－420F 生物机能实验系统，心电导联线，小儿头皮针 1 个，5ml、10ml、20ml 注射器各 1 支；20％乌拉坦溶液，5％和 10％氯化钾溶液，4％碳酸氢钠溶液，10％氯化钙溶液，50％葡萄糖溶液，胰岛素。

【实验方法】

　　(1)家兔称重，耳缘静脉注射 20％乌拉坦，麻醉后背位固定于兔台。
　　(2)将心电导联线分别接针头（针头用生理盐水擦拭）插入家兔四肢踝部皮下。导联线连接按右前肢(红)、左前肢(黄)、右后肢(黑)的顺序。
　　(3)抢救药品准备(分组抽取)：4％碳酸氢钠溶液 6～10ml；10％氯化钙溶液 1～2ml；胰岛

素 4U＋50％葡萄糖溶液 20ml。

(4)打开 BL－420F 生物机能实验系统,选择心电图记录,描记一段正常心电图并标记。

(5)将小儿头皮针插入耳缘静脉,向静脉内缓慢注射 5％氯化钾(1ml/kg),注射后观察心电图波形变化。若无改变,补充注入 5％氯化钾 2ml(可重复注射),直至出现异常波形并标记。

(6)观察到心电图的异常改变后,立即分组抢救,观察心电图改变是否恢复正常。

①自耳缘静脉缓慢注射 4％碳酸氢钠溶液 6～10ml,观察疗效。

②自耳缘静脉缓慢注射 10％氯化钙溶液 1～2ml,观察疗效。

③将含胰岛素 4U 的 50％葡萄糖溶液 20ml 自耳缘静脉缓慢注射,观察疗效。

(7)最后自耳缘静脉注入 10％氯化钾溶液 10ml,边注射边观察心电图波形变化。动物死亡后,剖开胸腔观察心脏状态。

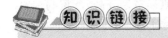

　　酸中毒可以引起高血钾,高血钾也可导致酸中毒,二者互为因果,形成恶性循环。当体液酸中毒时通过细胞内外 $H^+－K^+$ 离子交换,致细胞外 H^+ 进细胞,细胞内 K^+ 出细胞,形成细胞外高钾血症;同时,肾脏对氢和钾离子的排泄存在竞争性的抑制,肾脏排氢增多抑制了钾的排泄,加重细胞外液高钾血症的形成。

　　试思考一下碱中毒和低钾血症有什么关系?

【注意事项】

(1)动物存在个体差异,适当增减氯化钾的注射量直至出现心电图异常。

(2)注射氯化钾时,速度不能太快。

(3)描记心电图时应注意接地线,将手机关机并远离描记系统,避免周围电磁干扰。

【思考题】

(1)高钾血症对心脏有何影响? 分析其病理生理机制。

(2)注射 4％碳酸氢钠溶液对高钾血症的治疗作用及机制分别是什么?

(3)静脉注射 10％氯化钙溶液治疗高钾血症的机制是什么?

(4)50％葡萄糖溶液加 4U 胰岛素治疗高钾血症的机制是什么?

案例分析

◆案例

　　患儿,男,15 个月,因腹泻、呕吐 3 天入院。发病以来,每天腹泻 6～8 次,水样便,呕吐 3～4 次,不能进食,每日补 5％葡萄糖溶液 1000ml,尿量减少。体检:精神萎靡,体温 37.7℃,脉搏 140 次/分,呼吸 50 次/分,血压 11.5/6.67kPa,皮肤弹性减退,两眼四陷,前囟下陷,腹胀,肠鸣音减弱,腹壁反射消失。实验室检查:血清 Na^+ 125mmol/L,血清 K^+ 3.2mmol/L。

◆分析

　　该患儿发生了何种电解质代谢紊乱? 如何设计治疗方案?

(王岩梅)

实验项目四

实验性肺水肿

【实验原理】

肺水肿是指肺血管内液体渗入肺间质和肺泡,致肺血管外液量增多的病理状态。临床表现为呼吸困难、发绀、咳嗽、咳血色或粉红色泡沫样痰,肺有弥漫性湿啰音,X 线表现呈两肺片状模糊阴影,对肺通气和换气功能都有影响。在正常情况下,肺组织具有抗水肿特点,肺泡毛细血管的平均血压仅为 2mmHg,不到体循环的 1/2;家兔肺中血液与干重比例为 5：1,血流动力学变化是引起肺水肿的一个主要原因。本实验主要是通过静脉大量滴注生理盐水并注射肾上腺素导致急性心源性肺水肿。

肾上腺素能加强心肌收缩力,加快心率,提高心肌的兴奋性。另外,肾上腺素收缩或舒张血管的作用主要取决于 α、β 受体在器官、组织的分布,以 α 受体占优势的器官血管平滑肌表现为收缩,以 β 受体占优势的器官血管平滑肌表现为舒张。肾上腺素注射过量或过快,会导致心律失常,左心室不能把注入的血液充分排出,致舒张期末压力递增,可引起左心房的压力增高,加之肾上腺素舒张肺血管的作用,导致肺静脉淤血,进而升高肺毛细血管血压,使组织液形成增多,一旦超过组织液的回流能力,即可形成肺水肿。另外,大量输入生理盐水,增加心脏的前负荷,加重肺水肿形成。

速尿,学名呋塞米,是高效利尿药,促进钠水的排泄,使血容量减少;促进前列腺素的释放,扩张小动脉,可降低心脏前、后负荷,在心力衰竭的治疗过程中起着重要作用。

山莨菪碱是 M 胆碱受体阻断药,可松弛血管平滑肌,解除痉挛,改善微循环。

毒毛花苷是强心苷类药物,正常量时起强心作用,可与 $Na^+ - K^+ - ATP$ 酶结合,部分抑制该酶的活性,使细胞内 $[Na^+]$ 升高、$[K^+]$ 降低,并通过交换机制使 $[Ca^{2+}]$ 进入 $[Na^+]$ 移出,致胞内 $[Ca^{2+}]$ 增高,心肌兴奋收缩耦联增强,心肌收缩力增强,对心力衰竭发挥治疗作用。

【实验目的】

(1)掌握肺水肿的形成机制,观察肺水肿的表现。

(2)了解肺水肿的治疗原则。

【实验对象】

家兔(雌雄不限)。

【主要器材、药品】

哺乳类动物手术器械一套,兔台,BL - 420F 生物机能实验系统,计算机与打印机,听诊器,天平,滤纸,1ml、2ml、10ml 注射器;20%乌拉坦,0.3%肝素生理盐水,0.1%肾上腺素,生理盐水,山莨菪碱注射液,20mg/2ml 呋塞米注射液,0.25mg/ml 毒毛花苷 K。

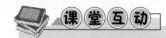
课堂互动

肺水肿可出现哪些临床表现？高原肺水肿与左心衰竭引起的肺水肿有何区别？

【实验方法】

一、基本手术操作

（1）取家兔，称重。耳缘静脉推注 20％乌拉坦（按 5ml/kg 体重）麻醉后，背位固定。

（2）颈前正中切开皮肤，分离皮下组织及气管，做气管插管。

（3）分离一侧颈总动脉后在其下方穿线 2 根，将与压力换能器相连的动脉插管中推注肝素生理盐水，检查无气泡及漏液后，做颈总动脉插管，以记录血压信号。

（4）在腹上部呼吸较强的位置用手术缝针钩于皮下，用线与张力换能器相连于 BL‐420F 生物机能实验系统，调整线的松紧度与垂直度，以记录呼吸信号。

二、实验项目

1.描记正常呼吸、血压信号

计算机桌面→"BL‐420F 生物机能实验系统"图标→输入信号→1 通道：压力→2 通道：张力→开始实验→调整所记录信号的灵敏度至合适→记录正常呼吸、血压信号并做标记。

2.观察正常皮肤黏膜颜色、听诊正常呼吸音

3.动物全身肝素化

耳缘静脉注入 0.3％肝素生理盐水（2ml/kg），使动物全身肝素化。

4.复制急性肺水肿动物模型

每个实验小组各取家兔 1 只，自耳缘静脉匀速推注生理盐水（输入总量按 100ml/kg，如使用输液器，输液速度 150～180 滴/分）。各组在输液过程中密切观察呼吸频率、幅度及血压、皮肤黏膜颜色变化，气管插管有无粉红色泡沫状液体溢出，听诊双肺有无湿啰音。

实验小组按[1]实验组、[2]速尿治疗组、[3]山莨菪碱治疗组、[4]毒毛花苷 K 治疗组、[5]对照组，进行下列实验项目。

[1]实验组：待液体推注（或滴注）接近完毕（余 20ml 时），加入肾上腺素（0.5ml/kg）继续推注（或滴注）完余液并做实验标记，至上述观察指标发生变化。

[2]速尿治疗组：推注（或滴注）接近完毕（余 20ml 时），加入肾上腺素（0.5ml/kg）继续推注（或滴注）完余液并做实验标记，至上述观察指标发生变化时立即输入呋塞米注射液（0.3ml/kg）抢救，做标记并观察疗效。

[3]山莨菪碱治疗组：推注（或滴注）接近完毕（余 20ml 时），加入肾上腺素（0.5ml/kg）继续推注（或滴注）完余液并做实验标记，至上述观察指标发生变化时立即输入山莨菪碱注射液（1.5ml/kg）抢救，做标记并观察疗效。

[4]毒毛花苷 K 治疗组：推注（或滴注）接近完毕（余 20ml 时），加入肾上腺素（0.5ml/kg）

继续推注(或滴注)完余液并做实验标记,至上述指标发生变化时立即输入毒毛花苷 K (0.1ml/kg)抢救,做标记并观察疗效。

[5]对照组:至生理盐水输液完毕(不加肾上腺素)。

5.实验结束

(1)停止实验→(默认文件夹下)保存实验文件→打开刚保存的文件→进行图形剪辑、处理→打印实验结果。

(2)家兔死亡后,打开胸腔,用粗线在气管分叉处结扎气管,于结扎线上方剪断气管,小心分离心脏及其血管(勿损伤肺),将肺取出,用滤纸吸去肺表面水分,肉眼观察双肺大体改变;切开肺脏,注意观察有无粉红色液体流出。对比各组结果并记录。

将实验结果记录于表 2-4-1。

表 2-4-1 实验性肺水肿的结果记录

实验项目		对照组	实验组	速尿组	山莨菪碱组	毒毛花苷 K 组
呼吸 (频率幅度)	输 NS					
	输 E					
	治疗后					
肺湿啰音 (有无、出现早晚)						
气管溢出液体 (有无、颜色、出现早晚)						
肺外观状况						
肺切面 (有无液体流出、颜色)						

注:NS 表示生理盐水;E 表示肾上腺素

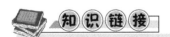 知识链接

　　肺水肿病理上可分间质性和肺泡性两类,可同时并存或以某一类为主。引起肺水肿最常见原因是左心衰竭,其次见于肾衰竭、急性呼吸窘迫综合征(ARDS)、肺部感染和过敏反应。发生机制为:①肺毛细血管压升高;②血浆胶体渗透压降低;③肺毛细血管壁通透性增加;④肺淋巴回流受阻;⑤间质负压增加;⑥其他,如神经源性肺水肿、高原性肺水肿。肺水肿时呈现肺肿胀、实变、重量明显增加,切面有淡红色泡沫状液体渗出。

【注意事项】

(1)做气管插管、颈总动脉插管时,应避免出血过多,影响呼吸道通畅和血压。

(2)保持室内安静,以免影响听诊呼吸音。

（3）因个体差异，如各项指标变化仍不显著时，生理盐水或肾上腺素可适当加量。

（4）各种抢救药品在模型复制前提前备好，以免延误抢救时机。

（5）取肺时注意不要损伤或挤压肺组织。

【思考题】

（1）本实验复制的肺水肿是如何形成的？

（2）呋塞米、山莨菪碱和毒毛花苷治疗急性肺水肿的病理生理基础是什么？

案例分析

案例

患者，女，41岁，2年前上楼时感觉心慌气短并逐步加重。近1月经常感到呼吸困难，被迫采取坐位。3天前因感冒、发热、呼吸急促、痰中时有血丝及心慌入院。查体：体温39.5℃，脉搏163次/分，血压110/80mmHg，口唇发绀，心界向左侧扩大，两肺可闻广泛湿性啰音，肝脾不大，下肢无明显水肿。

分析

（1）患者入院应如何诊断？有何依据？

（2）患者为什么出现呼吸困难和心慌？

（王新芳）

实验项目五

硫酸镁过量中毒及解救

【实验原理】

硫酸镁能缓解子痫惊厥,但注射过量可致肌肉瘫痪、呼吸抑制和心跳骤停。缓慢静注氯化钙或葡萄糖酸钙,能拮抗 Mg^{2+} 的作用,促进 ACh 释放,从而恢复肌肉收缩功能。

【实验目的】

(1)观察硫酸镁中毒的症状及救治方法。

(2)了解硫酸镁的作用。

【实验对象】

家兔。

【主要器材、药品】

台式磅秤,注射器(5ml、10ml),针头(6 号),干棉球;5%硫酸镁,2.5%氯化钙溶液。

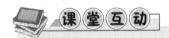

硫酸镁可以通过哪些途径给药?分别有哪些药理作用和临床用途?

【实验方法】

(1)取家兔 1 只,称重。观察正常活动、姿势、肌张力、呼吸频率、深度及耳血管情况。然后经耳缘静脉缓慢注射硫酸镁 175mg/kg(按 3.5ml/kg 给药),观察上述指标有何变化。待作用显著时(垂头、俯卧),立即静脉注射氯化钙 50mg/kg(按 2ml/kg 给药),继续观察上述指标有何变化。

(2)将实验结果填入表 2-5-1 中。

表 2-5-1 硫酸镁过量中毒反应及钙盐的对抗作用

动物	处理阶段	观察指标		
		四肢肌张力	呼吸情况	其他
家兔	给药前			
	给硫酸镁后			
	给氯化钙后			

知识链接

> 镁具有许多与钾相类似的生理功能。由于镁缺乏的临床表现与缺钾相似,故缺镁往往易被忽视。在缺钾时经过补钾而症状仍无改善时,应首先考虑到缺镁的可能,这样才可使低镁血症得到及时纠正。因此,长期输液的患者,在补钾的同时要注意补镁。每日输液中加1g的硫酸镁,可防止低镁血症的发生。

【注意事项】

(1)硫酸镁注射速度需缓慢,静注前要抽好氯化钙溶液,以便及时救治。

(2)家兔正常呼吸频率为30~60次/分,严重呼吸抑制时可进行人工呼吸。

【思考题】

(1)硫酸镁过量中毒主要表现在哪些方面?用何药救治?

(2)氯化钙救治硫酸镁过量中毒的机制是什么?

案例分析

案例

患儿,女,1岁,因发热、阵发性惊厥2天住院。经抗感染及对症处理,体温正常,惊厥没有再发作。次日考虑病儿惊厥可能与低血钙有关,医生嘱:10%葡萄糖酸钙10ml加入10%葡萄糖注射液10ml中,静脉缓慢推注。当护士把混合药液从静脉推入约12ml时,发现病儿口唇青紫,呼吸浅表,立即停止注射。当医生赶到时患儿已昏迷,严重发绀,呼吸停止,心音微弱,各种抢救无效,心脏停跳死亡。

分析

(1)硫酸镁有哪些作用和应用?本例误注造成患儿呼吸麻痹的作用机制是怎样的?

(2)硫酸镁过量中毒应采用哪些措施?

(3)硫酸镁在静脉注射时需要注意什么?

(王世全)

实验项目六

地西泮的抗惊厥作用

【实验原理】

局部麻醉药过量可吸收入血,进入中枢后使边缘系统兴奋灶扩散,以致出现兴奋、抽搐、惊厥。地西泮作用于边缘系统,加强了GABA(γ-氨基丁酸)能神经元的抑制作用,可有效地对抗局麻药中毒性惊厥。

【实验目的】

观察局麻药吸收中毒反应和地西泮的抗惊厥作用。

【实验对象】

家兔1只,体重2～3kg。

【主要器材、药品】

台式磅秤,注射器(5ml),针头(6号);0.5%地西泮溶液,5%盐酸普鲁卡因溶液。

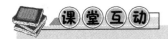 课堂互动

> (1)引起惊厥的原因有哪些?请举出临床常见的惊厥类型。
>
> (2)常用的抗惊厥药有哪些?

【实验方法】

取家兔1只,称重并观察正常活动情况,然后在一侧臀部肌注5%盐酸普鲁卡因2ml/kg。观察动物的活动姿势、肌张力及呼吸等变化。当家兔出现明显惊厥后,由耳缘静脉缓慢推注0.5%地西泮(0.5～1ml/kg,直到肌肉松弛为止),观察并记录家兔反应。

将实验结果记录于表2-6-1。

表2-6-1 地西泮对普鲁卡因致家兔惊厥作用的影响

	盐酸普鲁卡因		注射地西泮后
	给药前	给药后	家兔反应
活动姿势			
肌张力			
呼吸			
其他			

知识链接

　　惊厥是由于中枢神经系统过度兴奋,引起全身骨骼肌不自主地强烈收缩,多见于小儿高热、子痫、破伤风、癫痫大发作及中枢兴奋药中毒等。常用的抗惊厥药物包括巴比妥类、水合氯醛、苯二氮䓬类(地西泮)及硫酸镁(注射给药)等。

【注意事项】

　　(1)普鲁卡因过量中毒表现为强直性惊厥,此时应立即静注地西泮。

　　(2)局麻药中毒家兔出现强直性惊厥后,应缓慢推注地西泮,过快可抑制呼吸。

【思考题】

　　地西泮的作用机制、临床用途及不良反应分别是什么?

案例分析

案例

　　患者,女,23岁,因双侧腋臭来院就诊,拟行高频电灼治疗。预先用 2.5g/L 利多卡因 40ml 行双侧腋下局部浸润麻醉。单侧麻醉行将结束时,患者出现四肢抽搐、大喊大叫等中枢兴奋症状。立即肌注地西泮 20mg,患者逐渐安静,8h 后恢复正常。患者既往无药物、食物过敏史,亦无脑外伤癫痫病史。

分析

　　(1)本例中利多卡因行局部浸润麻醉,为什么会发生中枢神经系统症状?

　　(2)为防止局部麻醉药吸收中毒,在使用时应注意哪些事项?

（聂珍贵）

实验项目七

有机磷酸酯类的中毒及解救

【实验原理】

有机磷酸酯类分子中具亲电子性的磷原子和胆碱酯酶酯解部位丝氨酸的羟基中的氧原子（具亲核性）进行共价结合，生成难以水解的磷酰化胆碱酯酶，使胆碱酯酶失去水解乙酰胆碱的作用，导致乙酰胆碱（ACh）在体内大量堆积，进而激动 M 受体、N 受体并作用于中枢神经系统，产生 M 样、N 样及中枢神经系统中毒症状。若不及时抢救，磷酰化胆碱酯酶的磷酰化基团上的一个烷氧基很快断裂，生成更稳定的单烷氧基磷酰化胆碱酯酶（称酶的"老化"）。阿托品为 M 受体阻断药，可迅速解除 M 样症状及部分中枢神经系统症状，但它不能使胆碱酯酶复活，对 N_2 样症状（肌束颤动）无效。解磷定为胆碱酯酶复活药，解磷定的季铵氮和胆碱酯酶的阴离子部位以静电引力相结合，肟基和磷酰化胆碱酯酶的磷原子以共价结合形成解磷定-磷酰化胆碱酯酶复合物。复合物进一步解离为磷酰化解磷定和游离的胆碱酯酶，从而恢复胆碱酯酶的活性，并显著改善 N_2 样症状。二者合用可产生对症和对因的双重解毒作用。对已"老化"的胆碱酯酶难以恢复其活性。

【实验目的】

(1)掌握有机磷酸酯类中毒时的症状及产生机制。

(2)观察阿托品、解磷定对有机磷酸酯类中毒的解救作用。

【实验对象】

家兔 2 只。

【主要器材、药品】

注射器(5ml、10ml)，针头(6 号)，测瞳器，棉球；5％敌百虫乳剂(美曲膦酯)或 80％敌敌畏，1g/L 硫酸阿托品注射液，25g/L 解磷定注射液。

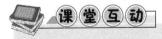

(1)伊拉克在两伊战争中使用的化学武器塔崩会使人出现哪些症状？

(2)塔崩中毒解救药物有哪些？

【实验方法】

(1)取家兔 2 只，称重，观察并记录呼吸频率与幅度、瞳孔大小、唾液分泌、大小便、肌张力及肌震颤等各项指标。

（2）两只家兔均口服给药5％敌百虫10ml/kg,或腹腔注射5％敌百虫4ml/kg,或背部皮下注射80％敌敌畏0.1ml,严密观察上述指标的变化情况。

（3）待中毒症状明显后,家兔甲耳缘静脉注射1g/L阿托品注射液（2～3）mg/kg[按（2～3）ml/kg给药];家兔乙耳缘静脉注射1g/L阿托品注射液（2～3）mg/kg[按（2～3）ml/kg给药]后,继而注射25g/L解磷定注射液45mg/kg（按1.8ml/kg给药）,观察并比较解救前后各项指标有何变化。

（4）将实验结果整理记录填入表2-7-1中。

表2-7-1　有机磷酸酯类的中毒及解救实验结果

家兔	体重（kg）	药物	观察指标				
			呼吸（次/分）	瞳孔大小（mm）	唾液分泌	大小便	肌张力及肌震颤
甲		用敌百虫前					
		用敌百虫后					
		用硫酸阿托品后					
乙		用敌百虫前					
		用敌百虫后					
		用硫酸阿托品＋解磷定后					

📚 知 识 链 接

　　有机磷酸酯类根据用途可分为:①农业及环境卫生杀虫剂,常用的有内吸磷、对硫磷、马拉硫磷、敌百虫、敌敌畏及乐果等;②化学武器（神经毒剂）,如沙林、梭曼、塔崩等。生产和使用过程中必须严格管理,注意防护,预防中毒。

【注意事项】

（1）注入敌百虫时,应将阿托品液预先抽好,并备好耳缘静脉。

（2）阿托品要快速注入,以缓解危急的中毒症状;但解磷定注射要慢。

（3）一般出现中度中毒时开始解救。

（4）敌百虫制作中毒模型时,切勿污染皮肤,如不慎接触,应立即用自来水冲洗,但切记不能用碱性物（如肥皂）,否则可转化为毒性作用更强的敌敌畏。

【思考题】

（1）有机磷酸酯类中毒的机制是什么？中毒后会有哪些临床表现？

（2）有机磷酸酯类中毒时,阿托品能缓解哪些症状？解磷定能缓解哪些症状？为什么？

（3）为什么解救时先注入阿托品？阿托品和解磷定为何要联用？

案例分析

案例

某患者喷洒敌敌畏时未采取任何保护措施,又不慎后背被药物浸湿,4h后,出现流涎、视物模糊、呼吸困难、全身大汗、小便失禁、全身肌肉震颤。

分析

(1)敌敌畏中毒的机制是什么?

(2)应用何种药物治疗?

(3)如果 CO 气吸入制备缺氧模型,会对人体产生哪些影响?

(高春艳)

实验项目八

水杨酸钠血浆半衰期的测定

【实验原理】

药物血浆半衰期($t_{1/2}$)即血浆药物浓度下降一半所需的时间。绝大多数药物是按一级动力学规律消除(恒比消除),其对数血药浓度与时间曲线是直线方程:

$$\log C = -t \cdot k/2.303 + \log C_0$$

当 $C = 1/2C_0$ 时,$t_{1/2} = 0.301/$直线斜率。

本实验用分光光度法测定水杨酸钠的血浆浓度并计算 $t_{1/2}$。水杨酸钠在酸性环境下成为水杨酸,可与三氯化铁生成一种紫色的络合物,在 520nm 波长下比色,其光密度与水杨酸浓度成正比。

【实验目的】

(1)学习药物血浆半衰期($t_{1/2}$)的测定及计算方法。

(2)加深理解血浆半衰期的重要临床意义。

【实验对象】

家兔 1 只,2～3kg。

【主要器材、药品】

试管(10ml)10 支,刻度吸管(0.5ml、1ml、5ml)各 2 支,注射器(5ml)2 支,722 型分光光度计,离心机,吸管架,吸球,酒精棉球,纱布,手术器械一套;0.02％水杨酸钠标准溶液,10％水杨酸钠溶液,10％三氯醋酸溶液,10％三氯化铁溶液,250U/ml 肝素溶液,20％乌拉坦,蒸馏水。

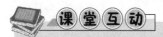

(1)某药物的 $t_{1/2}$ 为 8h,患者停药后,请推断经多少小时药物从机体基本消除?

(2)你知道下列药物的血浆半衰期吗? 头孢呋辛、氨氯地平、阿奇霉素。

【实验方法】

(1)取试管 4 支,标记,分别加入 10％三氯醋酸溶液 3.5ml。

(2)取家兔 1 只,称重,麻醉(耳缘静脉注射 20％乌拉坦,5ml/kg),做气管插管和颈动脉插管(动脉插管前,经耳缘静脉注射肝素 3ml/kg)。

(3)经动脉插管放血 2.0ml,分别放入 1 号管和 2 号管各 1ml,摇匀静置。

(4)给药:耳缘静脉缓慢注射 10％水杨酸钠溶液(2ml/kg)。

（5）给药后 5min 和 35min 取血各 1ml，分别放入 3 号和 4 号管，摇匀静置。

（6）取 0.02％水杨酸钠标准溶液 1ml 放入 2 号试管内，其余各管加蒸馏水 1ml，摇匀，将各管离心 5min(2500r/min)。

（7）准确吸取上清液 3ml 放入另一对应编号的试管内，分别加入 0.5ml 三氯化铁，摇匀显色。

（8）在分光光度计 520nm 波长下以 1 号管为空白对照，测定各管光密度值。

（9）实验步骤和有关数据可用表 2-8-1 表示。

表 2-8-1 水杨酸钠血浆半衰期的测定步骤

	1(空白)	2(标准)	3(药后 5min)	4(药后 35min)
三氯醋酸(ml)	3.5	3.5	3.5	3.5
空白血(ml)	1	1		
药后血(ml)			1	1
0.02％水杨酸钠(ml)		1		
蒸馏水(ml)	1		1	1
离心(2500r/min)5min 后				
上清液(ml)	3.0	3.0	3.0	3.0
三氯化铁(ml)	0.5	0.5	0.5	0.5
光密度值(y)				
浓度(x)				
lgx				

（10）计算半衰期

①以 1 号管为对照，在分光光度计上用波长 520nm 进行比色，测其他各管的光密度。

②由标准管光密度值(y)和浓度(x)求比值 $k=x/y$。

③根据 $x=k \cdot y$，由 y_1（3 号管光密度）和 y_2（4 号管光密度）求 x_1（3 号管血浓度）和 x_2（4 号管血浓度）。

④根据下列公式求半衰期：

$$t_{1/2}=0.301 \cdot \Delta t/(\lg x_1 - \lg x_2)$$

注：Δt 为两次取血间隔时间(min)。

知 识 链 接

血浆半衰期反映了药物在体内的消除速度。按一级动力学消除的药物，其半衰期是一个常数，计算公式为 $t_{1/2}=0.693/k$。按零级动力学消除的药物，其半衰期数值不恒定，与初始血药浓度有关，计算公式为 $t_{1/2}=0.5C_0/k$。

【注意事项】

(1)每次取血前,将动脉插管内的残血放掉。

(2)每吸取一个血样或滤液时,必须更换吸管。

(3)本实验系定量实验,每次吸取容量必须准确。

(4)吸上清液时不要触及样品。

【思考题】

试分析药物血浆半衰期的临床意义。

案例分析

◆ 案例

某患者长期服用苯妥英钠预防癫痫发作,开始时 100mg,每日两次,达到控制发作后,改为 300mg,每日一次顿服。

◆ 分析

请运用半衰期理论及苯妥英钠药动学特点分析给药方案。

(聂珍贵)

实验项目九

肝脏功能状态对药物作用的影响

【实验原理】

四氯化碳是一种对肝细胞有严重毒害作用的化学物质。动物大剂量应用可致中毒性肝炎,使肝脏解毒功能降低,常作为中毒性肝炎的动物模型,用于观察肝功能状态对药物作用的影响及筛选肝功能保护药。

【实验目的】

(1)观察肝功能状态对药物作用的影响。

(2)学习筛选肝功能保护药的方法。

【实验对象】

小鼠 4 只,体重 18～22g。

【主要器材、药品】

鼠笼,天平,注射器(1ml),针头(5 号),组织剪;50g/L 四氯化碳油溶液,2.5g/L 戊巴比妥钠溶液,生理盐水。

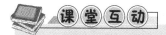

(1)肝功能不全的患者临床用药时需注意什么?

(2)筛选肝功能保护药的动物模型有哪些?

【实验方法】

(1)实验前 48h 取小鼠 4 只,称重、标记、编号后,2 只皮下注射四氯化碳 5mg/10g(按 0.1ml/10g 给药),造成肝脏损害,2 只注射生理盐水 0.1ml/10g,作为正常对照。

(2)实验课中均腹腔注射戊巴比妥钠 0.5mg/10g(按 0.2ml/10g 给药),观察动物反应,记录各鼠的翻正反射消失的潜伏时间(从腹腔注射该药到翻正反射消失的时间间隔)和持续时间(从翻正反射消失到翻正反射恢复的时间间隔)。小鼠苏醒后,颈椎脱臼处死,剖取肝脏,比较两组肝脏大小、颜色及充血程度。

(3)将实验结果整理记入表 2 - 9 - 1。

表 2 - 9 - 1　肝功能状态对戊巴比妥钠麻醉作用的影响

组别	鼠号	体重(g)	药量(ml)	潜伏期(s)	持续时间(min)	肝脏肉眼观察
正常组	1					
	2					
损伤组	3					
	4					

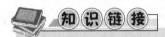 知识链接

　　急性肝损伤动物实验模型有:①急性四氯化碳肝损伤模型;②急性醋氨酚肝损伤模型;③急性氨基半乳糖肝损伤模型;④大鼠肝缺血-再灌注模型。

【注意事项】

(1)如室温在20℃以下,应给麻醉小鼠保暖,否则动物将因体温下降、代谢减慢而不易苏醒。

(2)四氯化碳是一种肝脏毒物,其中毒动物常被作为中毒性肝炎的动物模型,用于观察肝脏功能状态对药物作用的影响及筛选和实验肝脏功能保护药。其油溶液可用植物油配制,亦可用甘油配成5%的制剂,实验前24h皮下注射0.08ml/10g。

(3)四氯化碳中毒小鼠的肝脏比较大,有的充血,有的变成灰黄色,触之有油腻感,其小叶比正常肝脏更清楚。

【思考题】

(1)为什么损害肝脏的小白鼠注射戊巴比妥钠后作用时间延长?

(2)讨论肝脏功能与临床用药的关系。

案例分析

案例

　　某癫痫患者,长期服用丙戊酸钠后,出现饮食差及转氨酶轻度升高,并且丙戊酸钠的血药浓度持续提高。

分析

　　患者发生丙戊酸钠的血药浓度持续提高的原因是什么? 该如何处理?

(高春艳)

实验项目十

药酶诱导剂对戊巴比妥纳催眠作用的影响

【实验原理】

药物代谢依赖于酶的催化。体内的催化酶主要分为专一性酶和非专一性酶。专一性酶有乙酰胆碱酯酶、单胺氧化酶等。非专一性酶主要是指肝脏微粒体混合功能酶系统(也称为肝药酶),其中主要的酶系统为细胞色素 P_{450} 酶系统。

某些药物可增强肝药酶活性或增加肝药酶生成,这种药物称为药酶诱导剂,如苯巴比妥、利福平、保泰松等。戊巴比妥钠主要在肝内氧化代谢,苯巴比妥可诱导肝药酶活性,使戊巴比妥钠代谢加快,药理作用减弱,表现为催眠潜伏期延长,催眠时间缩短。

【实验目的】

(1)观察苯巴比妥钠对戊巴比妥钠催眠作用的影响;验证其对肝药酶的诱导作用。

(2)学习小鼠随机分组方法。

【实验对象】

小鼠 6 只,雌雄各半,体重 18～22g。

【主要器材、药品】

鼠笼,天平,注射器(1ml),针头(5 号);7.5g/L 苯巴比妥钠溶液,5g/L 戊巴比妥钠溶液,生理盐水。

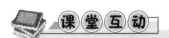
课堂互动

(1)什么叫肝药酶?什么叫药酶诱导剂?

(2)药酶诱导剂的临床意义是什么?

【实验方法】

(1)取小鼠 6 只,称重,标记,随机分为两组。甲组为药酶诱导组,腹腔注射苯巴比妥钠 0.75mg/10g(按 0.1ml/10g 给药);乙组为对照组,腹腔注射生理盐水 0.1ml/10g。每天 1 次,共 2 天。

(2)第 3 天两组全部腹腔注射戊巴比妥钠 0.5mg/10g(按 0.1ml/10g 给药),观察动物反应,记录各鼠腹腔注射时间、翻正反射消失时间及恢复时间,根据所得数据计算戊巴比妥钠催眠潜伏期及催眠时间。

(3)将实验结果整理记入表 2 - 10 - 1。

表 2 - 10 - 1　药酶诱导剂(苯巴比妥钠)对戊巴比妥钠催眠作用的影响

组别	鼠号	体重(g)	药量(ml)	催眠潜伏期(s)	催眠时间(min)
甲组	1				
	2				
	3				
乙组	4				
	5				
	6				

知 识 链 接

　　苯巴比妥钠是长效巴比妥类的典型代表,对中枢的抑制作用随着剂量加大,表现为镇静、催眠、抗惊厥及抗癫痫。大剂量对心血管系统、呼吸系统有明显的抑制。过量可麻痹延髓呼吸中枢致死。

【注意事项】

(1)翻正反射:亦称复位反射,一般指动物体位处于异常体位时所产生的恢复正常体位的反射活动。

(2)催眠潜伏期＝翻正反射消失时间－注射该药时间。

(3)催眠时间＝翻正反射恢复时间－翻正反射消失时间。

【思考题】

(1)药酶诱导剂对戊巴比妥钠催眠作用有何影响?

(2)苯巴比妥钠与主要经肝脏代谢的药物联合应用时,应注意哪些问题?

案例分析

案例

　　某失眠患者,长期服用苯巴比妥。开始用药时,服用一片药物即可轻松入睡,但随着用药时间的延长,服用一片药物后,患者却越来越无法入睡。

分析

(1)苯巴比妥是什么药物?

(2)服用药物在未增加其他药物的情况下,患者用药为什么会从开始的有效到后来的无效?

(王姝)

实验项目十一

药酶抑制剂对戊巴比妥钠催眠作用的影响

【实验原理】

某些药物可减弱肝药酶活性或减少肝药酶生成,这种药物称为药酶抑制剂,如氯霉素、异烟肼、西咪替丁等。戊巴比妥钠主要在肝内氧化代谢。氯霉素是常用的广谱抗生素,是典型的肝药酶抑制剂,可抑制肝药酶的活性,使戊巴比妥钠的代谢减慢,作用增强,表现为催眠潜伏期缩短,催眠时间延长。

【实验目的】

观察氯霉素对戊巴比妥钠催眠作用的影响;验证其对肝药酶的抑制作用。

【实验对象】

小鼠 4 只,体重 18~22g。

【主要器材、药品】

鼠笼,天平,注射器(1ml),针头(5 号);5g/L 氯霉素溶液,5g/L 戊巴比妥钠溶液,生理盐水。

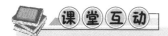

(1)什么叫药酶抑制剂?

(2)药酶抑制剂的临床意义是什么?

【实验方法】

(1)小鼠 4 只,称重,标记,编号。1 号、2 号小鼠腹腔注射氯霉素 0.5mg/10g(按 0.1ml/10g 给药)。3 号、4 号小鼠为对照组,腹腔注射生理盐水 0.1ml/10g。

(2)30min 后,4 只小鼠全部腹腔注射戊巴比妥钠 0.5mg/10g(按 0.1ml/10g 给药),观察小鼠反应,记录各鼠腹腔注射时间、翻正反射消失时间及恢复时间,根据所得数据计算戊巴比妥钠催眠潜伏期及催眠时间。

(3)将实验结果整理记入表 2 - 11 - 1。

表 2 - 11 - 1　药酶抑制剂(氯霉素)对戊巴比妥钠催眠作用的影响

鼠号	体重(g)	药量(ml)	催眠潜伏期(s)	催眠时间(min)
1				
2				
3				
4				

知 识 链 接

　　氯霉素是一种具有二氯乙酰基支链的硝基苯化合物。氯霉素与再生障碍性贫血发病有密切的相关性,国内研究资料表明,发病前1年或半年内有服用氯霉素史者,发生再障的危险性分别为对照组的6倍或33倍。美国医学会药物副反应登记处的资料显示,应用氯霉素后发生再生障碍性贫血率明显增高。

【注意事项】
　　(1)配制氯霉素溶液时可出现结晶,在水浴中温热溶解后方可使用。
　　(2)吸取氯霉素的注射器应预先干燥,否则氯霉素可在注射器中析出结晶,填塞针头。

【思考题】
　　(1)药酶抑制剂对戊巴比妥钠催眠作用有何影响?
　　(2)氯霉素与主要经肝脏代谢的药物联合应用时,应注意哪些问题?

案例分析

案例

　　某患者把氯霉素与双香豆素合用,结果使双香豆素的半衰期延长2～4倍,明显加强了双香豆素的抗凝血作用。

分析

　　(1)氯霉素是什么药物?
　　(2)双香豆素的抗凝血作用为什么会明显加强?

(王姝)

实验项目十二

药物剂量对药物作用的影响

【实验原理】

同一药物当使用的剂量不同时,可产生不同的作用强度和不同的临床用途。

【实验目的】

观察不同剂量戊巴比妥钠对小鼠作用的差异。

【实验对象】

小鼠。

【主要器材、药品】

电子天平,1ml 注射器;0.1％、0.2％、0.4％戊巴比妥钠溶液。

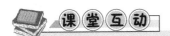

在治疗疾病过程中,药物的剂量可不可以随意更改?

【实验方法】

(1)取小鼠 3 只,以苦味酸溶液涂毛做不同记号。称其体重并观察小鼠正常的活动情况。各鼠腹腔注射不同浓度的戊巴比妥钠溶液 0.2ml/10g,分别置于小笼中,密切观察先后出现的反应。

(2)将实验结果填入表 2-12-1 中。

表 2-12-1　不同剂量戊巴比妥钠对小鼠作用的差异

鼠号	体重 (g)	药物浓度 (％)	潜伏期 (s)	给药前 表现	给药后 表现
1					
2					
3					

知识链接

　　剂量大小决定血浆药物浓度的高低,与作用强度密切相关。剂量不同,药物的效应也不同。在一定范围内剂量与作用的强度成正比关系,即作用强度随剂量增大而增强,但超过一定范围则可发生中毒,甚至死亡。

【注意事项】

　　小鼠对戊巴比妥钠可能出现的反应,按由轻到重程度有:活动增加、呼吸抑制、翻正反射消失、反射亢进、麻醉、死亡等。

【思考题】

　　药物的剂量和作用的关系对于进行药理学实验和临床用药有何重要意义?

案例分析

案例

　　患者,女,22岁,因发烧,伴周身疼痛及两膝、踝关节红肿,收入院。诊断为急性风湿性关节炎。口服阿司匹林4次/日,2克/次,以及强的松。

分析

　　阿司匹林抗炎抗风湿应注意什么?

(王世全)

实验项目十三

不同给药途径对药物作用的影响

【实验原理】

不同的给药途径不仅会影响起效的快慢,还会影响药效的性质。硫酸镁不同的给药途径会产生不同的药理作用。

【实验目的】

观察不同给药途径对硫酸镁作用的影响。

【实验对象】

小鼠。

【主要器材、药品】

电子天平,1ml 注射器,小鼠灌胃针头;15％的硫酸镁溶液。

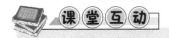

课堂互动

硫酸镁口服有导泻的作用,可否用于治疗便秘?

【实验方法】

(1)取小白鼠 2 只,一只由腹腔注射 15％的硫酸镁溶液 0.2ml/10g(3.0g/kg),另一只用同样剂量的硫酸镁溶液灌胃。分别置小笼中,观察两鼠的表现。

(2)将观察结果填入表 2－13－1 中。

表 2－13－1 不同给药途径对硫酸镁作用的影响

鼠号	体重(g)	剂量(ml)	给药途径	给药前表现	给药后表现
1					
2					

知识链接

　　硫酸镁是治疗妊高症的常用药和首选药,可有效地预防和控制子痫发作。镁离子还具有中枢抑制、降低颅内压、改善氧代谢、抑制子宫及血管平滑肌、解除血管痉挛、改善子宫胎盘血流等作用。在应用硫酸镁时需要严密观察尿量,每小时不少于25ml 或 24h 尿量不少于 600ml,以免蓄积中毒。

【注意事项】

　　(1)掌握正确的灌胃操作技术,不要误入气管,可致窒息。

　　(2)注射后作用发生较快,需留心观察。

【思考题】

　　给药途径不同时,药物的作用为什么会出现质的差异?

案例分析

案例

　　患者,男,23岁,口服阿托品过量中毒。处置:用 1∶5000 高锰酸钾溶液洗胃,洗胃后,灌服硫酸镁导泻,并同时应用新斯的明解救。

分析

　　(1)阿托品的不良反应有哪些?

　　(2)为什么阿托品过量可用硫酸镁导泻?

（王世全）

实验项目十四

药物的协同和拮抗作用

【实验原理】

地西泮和戊巴比妥钠属于中枢抑制药,两者合用可产生协同作用。回苏灵(二甲弗林)属于中枢兴奋药,与中枢抑制药合用可产生拮抗作用。

【实验目的】

观察联合用药时药物的协同和拮抗作用。

【实验对象】

小鼠。

【主要器材、药品】

粗天平,1ml注射器,针头(5号),鼠笼;1g/L地西泮溶液,2g/L戊巴比妥钠溶液,0.4g/L回苏灵溶液。

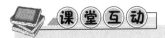

(1)地西泮属于哪种镇静催眠药,其特点是什么?

(2)呼吸兴奋剂的共同特点是什么?临床应用过程中注意什么?

【实验方法】

一、基本手术

取小鼠5只,称重、标记、编号后,1号鼠腹腔注射地西泮0.2mg/10g(按0.2ml/10g给药);2号鼠皮下注射戊巴比妥钠0.4mg/10g(按0.2ml/10g给药);3号鼠皮下注射回苏灵0.08g/10g(按0.2ml/10g给药);4号鼠先腹腔注射地西泮0.1mg/10g(按0.1ml/10g给药),10min后再皮下注射戊巴比妥钠0.4mg/10g(按0.2ml/10g给药);5号鼠先腹腔注射地西泮0.1mg/10g(按0.1ml/10g给药),10min后再皮下注射回苏灵0.08g/10g(按0.2ml/10g给药)。观察动物反应。

二、实验项目

(1)记录各鼠对药物的反应,比较地西泮对戊巴比妥钠和回苏灵作用的影响。

(2)实验结束:停止实验→记录实验结果→整理实验结果。

知(识)链(接)

镇静催眠药对缓解患者紧张、焦虑和失眠症状以及惊厥、癫痫等有效,但长期服用会引起耐受性、成瘾性。镇静催眠药本着最短治疗、最小剂量的原则,建议患者不要与酒精或其他中枢神经系统抑制药物同时服用。

【注意事项】

(1)剂量要准确,时间掌握好。

(2)给药后应保持室内安静,避免刺激实验动物。

【思考题】

(1)联合用药时,药物的相互作用类型分几种?简述其临床意义。

(2)试分析回苏灵对戊巴比妥钠催眠作用的影响机制。

案例分析

案例

某人 35 岁,醉酒后情绪激动,并伴有攻击行为。

分析

(1)可否应用地西泮使其情绪稳定?为什么?

(2)地西泮的临床应用适应证是什么?

(梁翠茵)

实验项目十五

药物半数致死量(LD$_{50}$)的测定

【实验原理】

LD$_{50}$是药物引起半数实验动物死亡的剂量,单位通常为 mg/kg,是衡量药物急性毒性的重要指标。

LD$_{50}$的测定方法有多种,如简化概率法、改进寇氏法、Bliss 法等,本实验采用较常用的改进寇氏法测定硝酸士的宁的 LD$_{50}$。

【实验目的】

(1)掌握药物半数致死量的概念。

(2)学习 LD$_{50}$的测定和计算方法。

【实验对象】

小白鼠,体重 18~24g,雌雄各半,实验前禁食 12h,不禁水。

【主要器材、药品】

小鼠笼,大镊子,天平,量筒,1ml 注射器;0.004%硝酸士的宁。

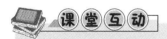

(1)某药 LD$_{50}$越大,则越安全有效,此话是否正确,为什么?

(2)阿托品的半数致死量是多少?

【实验方法】

一、预实验

1.探索剂量范围

取小白鼠 9 只,分为 3 组,腹腔注射 0.004%硝酸士的宁溶液,给药 20min 内死亡为阳性指标,找出引起 100%与 0%死亡率的剂量(参考剂量:上限 d$_k$=1.56mg/kg,下限 d$_r$=0.88mg/kg)。

2.剂量计算

组数(n)以 5~8 组为宜,组间剂量公比为 r。在确定组数后,按下列公式求算 r。

$$r=(d_k/d_r)^{1/(n-1)}$$

再按公比计算各组剂量。

二、正式实验

另取小鼠 40～60 只,称重,随机分成 6 组,根据所算出的各组剂量分别腹腔注射硝酸士的宁溶液(注射容量为 0.1ml/10g),给药后观察 30min,记录动物死亡数。将数据填入表 2-15-1。

表 2-15-1 硝酸士的宁 LD_{50} 测定实验数据

组别	剂量(mg/kg)	动物总数	死亡动物数
1			
2			
3			
4			
5			
6			

三、数据分析

采用 BL-420F 生物机能实验系统软件中 LD_{50} 测定方法计算,打开软件,按要求输入各组剂量(mg/kg)、每组动物总数和死亡数,即可得出 LD_{50} 数值及 95％平均可信限。

知识链接

药物半数致死量(LD_{50})和半数有效量(ED_{50})是评价药物优劣的重要参数,LD_{50} 与 ED_{50} 之比称为治疗指数,其比值越大,表示药物的安全范围越大。

【注意事项】

(1)动物一定要随机分组,避免人为因素带入的误差。

(2)正式实验时各剂量按等比级数分组,应避免最大剂量组的死亡率小于 80％,最小剂量组的死亡率大于 20％,否则需调整剂量分组。

【思考题】

(1)反映药物安全性的指标还有哪些?

(2)半数致死量常用的计算方法有哪些?

案例分析

案例

某新药 A 的半数致死量为 500mg/kg,B 药为 100mg/kg。

分析

可否判定 A 药一定比 B 药安全,请说明理由。

(聂珍贵)

实验项目十六

药物对兔眼瞳孔的作用

【实验原理】

虹膜内两种平滑肌控制瞳孔大小,一种是瞳孔括约肌,其上分布有 M 受体,当 M 受体激动后,引起瞳孔括约肌向眼中心方向收缩,瞳孔缩小;另一种是瞳孔开大肌,其上主要分布的是 α 受体,当 α 受体激动时,瞳孔开大肌向眼外周方向收缩,瞳孔扩大。

阿托品是 M 受体阻断药,新福林(去氧肾上腺素)是 α 受体激动药,二药可作用于不同环节产生扩瞳作用;而毛果芸香碱是 M 受体激动药,毒扁豆碱则是抗胆碱酯酶药,二者可直接或间接激动 M 受体产生缩瞳作用。

【实验目的】

观察拟胆碱药、抗胆碱药及拟肾上腺素药对瞳孔的作用并分析其作用机制。

【实验对象】

家兔 2 只,体重 2~3kg。

【主要器材、药品】

剪刀,测瞳器,注射器(1ml),兔固定箱;10g/L 硫酸阿托品溶液,10g/L 硝酸毛果芸香碱溶液,10g/L 新福林溶液,5g/L 水杨酸毒扁豆碱溶液。

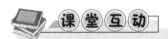

(1)毛果芸香碱与毒扁豆碱对去神经眼作用有何不同?

(2)可用于青光眼治疗的药物有哪些?

【实验方法】

(1)取健康家兔 2 只,标记后放入兔固定箱内,剪去眼睫毛,在自然光下测量并记录两侧正常瞳孔直径(mm),然后按下列顺序给药(每只眼 2 滴):

①甲兔左眼 10g/L 硫酸阿托品,右眼 10g/L 硝酸毛果芸香碱。

②乙兔左眼 10g/L 新福林,右眼 5g/L 水杨酸毒扁豆碱。

(2)滴药 15min 后,在同样强度的光线下,再分别测量并记录各眼瞳孔大小。

(3)如滴硝酸毛果芸香碱和水杨酸毒扁豆碱的瞳孔已明显缩小,则在滴硝酸毛果芸香碱的眼内再滴硫酸阿托品,在滴水杨酸毒扁豆碱的眼内再滴新福林,隔 15min 后再观测瞳孔变化。

(4)将实验结果整理记入表 2-16-1 内。

表 2 - 16 - 1　药物对兔眼瞳孔的影响

兔号	眼睛	药物	瞳孔直径(mm)	
			给药前	给药后
甲	左	硫酸阿托品		
	右	硝酸毛果芸香碱		
	右	15min 后再给硫酸阿托品		
乙	左	新福林		
	右	水杨酸毒扁豆碱		
	右	15min 后再给新福林		

知 识 链 接

　　青光眼的主要特征是眼内压升高,引起头痛、视力减退,严重时失明。青光眼分为闭角型和开角型两种。闭角型青光眼是由于前房角狭窄而阻碍房水回流所引起的眼内压升高;开角型青光眼是由于小梁网及巩膜静脉窦变性或硬化而阻碍房水循环所引起的眼内压升高。

【注意事项】

(1)测量瞳孔勿刺激角膜,否则会影响瞳孔大小。

(2)滴药时将下眼睑拉成杯状,并压迫内眦部的鼻泪管,以防药液进入鼻腔,经鼻黏膜吸收,滴眼后按压持续约 1min 再将手轻轻放开。

(3)各眼滴药量要准确,在眼内停留时间要一致,以确保药液充分发挥作用。

(4)测量瞳孔条件务求给药前后一致,如光线的强度、光源的角度等。

(5)实验动物应为一周内未用过眼药者。

【思考题】

(1)从实验结果分析,阿托品和新福林扩瞳机制有何不同?毛果芸香碱和毒扁豆碱缩瞳机制有何不同?

(2)毛果芸香碱和毒扁豆碱在治疗青光眼时机制和作用特点有何不同?

案例分析

案例

　　某患者,左眼剧烈疼痛伴头痛、恶心、呕吐、视物模糊急诊入院。检查:左眼视物不清,眼球充血,瞳孔散大,角膜雾状混浊,眼球指压坚硬如石,测眼压 7.19kPa(正常值 1.33~2.79kPa),前房角闭塞。右眼基本正常,其他无异常。诊断为急性闭角型青光眼。

分析

(1)可应用何种药物治疗?

(2)用药时需要注意什么?

(高春艳)

实验项目十七

巴比妥类药物催眠作用比较

【实验原理】

巴比妥类药物的作用有明显的量效关系特征,随剂量的增加依次出现镇静、催眠等作用。此类药物的作用快慢、维持时间的长短与其化学结构、脂溶性密切相关,即脂溶性低进入脑组织慢,入睡慢,且主要经肾排泄,睡眠时间长;脂溶性高进入脑组织快,入睡快,且主要经肝代谢,睡眠时间短。

【实验目的】

观察几种巴比妥类药物对家兔睡眠持续时间和起效快慢的差别。

【实验对象】

家兔 5 只,体重 2～3kg。

【主要器材、药品】

注射器(5ml、10ml),针头(6 号),酒精棉球,干棉球,苦味酸,台式磅秤,兔固定箱;30g/L 苯巴比妥钠溶液,10g/L 戊巴比妥钠溶液,10g/L 硫喷妥钠溶液。

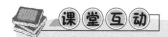

(1)巴比妥类药物的特点是什么?

(2)为什么临床上苯二氮䓬类药物取代了巴比妥类用于镇静催眠?

【实验方法】

一、基本手术

取家兔 5 只,称重、编号。观察活动情况后,分别从耳缘静脉注射下列药物:

1 号:苯巴比妥钠 90mg/kg(按 3ml/kg 给药);

2 号:苯巴比妥钠 30mg/kg(按 1ml/kg 给药);

3 号:戊巴比妥钠 30mg/kg(按 3ml/kg 给药);

4 号:戊巴比妥钠 10mg/kg(按 1ml/kg 给药);

5 号:硫喷妥钠 10mg/kg(按 1ml/kg 给药)。

二、实验项目

(1)实验结果记录各家兔翻正反射是否消失,翻正反射消失时间和恢复时间。

（2）实验结束：停止实验→记录实验结果→整理实验结果。

（3）将实验结果填入表 2 - 17 - 1。

表 2 - 17 - 1 巴比妥类药物对家兔催眠作用的影响

动物号	药物与剂量	翻 正 反 射		药物维持作用时间
		消失时间	持续时间	
1				
2				
3				
4				
5				

知识链接

巴比妥类药物急性中毒解救的主要措施包括：①维持昏迷患者的重要脏器功能（保持通气、维持血压、促进意识恢复）；②清洗毒物（洗胃、活性炭、碱化尿液、血液透析）；③对症治疗；④治疗并发症。

【注意事项】

（1）如无戊巴比妥钠，可用同剂量异戊巴比妥钠代替。

（2）若室温较低，给药后至恢复前均应给动物保暖，避免动物死亡。

【思考题】

根据实验结果讨论影响上述药物作用强弱和维持时间的因素。

案例分析

案例

患者，男，22 岁，因谈恋爱，感情受挫，服用大量苯巴比妥致昏迷。

分析

可采用何种抢救措施？

（梁翠茵）

实验项目十八

苯巴比妥的抗惊厥作用

【实验原理】

惊厥是大脑运动神经元异常放电所致全身骨骼肌强烈的不随意收缩,呈强直性或阵挛性抽搐。较大剂量的苯巴比妥有抗惊厥作用,主要机制是增强GABA(γ-氨基丁酸)能神经的功能,提高惊厥发生阈,限制病灶异常放电。

【实验目的】

(1)观察药物的抗惊厥作用。

(2)学习动物惊厥模型的制作方法。

【实验对象】

小鼠4只,体重18~22g。

【主要器材、药品】

鼠笼,天平,注射器(1ml),针头(5号);5g/L苯巴比妥钠溶液,25g/L尼可刹米溶液,生理盐水。

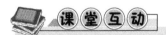

哪些药物可产生抗惊厥作用?

【实验方法】

一、基本手术

取小鼠4只,称重、标记。2只小鼠腹腔注射苯巴比妥钠0.5mg/10g(按0.1ml/10g给药),另2只小鼠腹腔注射生理盐水0.1ml/10g作为对照。10min后两组小鼠均皮下注射尼可刹米(5~7.5)mg/10g[按(0.2~0.3)ml/10g给药],观察有无兴奋、惊厥和死亡发生(以后脚伸直为惊厥指标)。

二、实验项目

(1)实验结果:记录各鼠有无兴奋、惊厥和死亡发生。

(2)实验结束:停止实验→记录实验结果→整理实验结果。

(3)将实验结果填入表2-18-1。

表 2-18-1　苯巴比妥对尼可刹米导致的小鼠惊厥作用的影响

鼠号	药物	中毒量尼可刹米反应		
		兴奋	惊厥	死亡
1	苯巴比妥钠			
2	苯巴比妥钠			
3	生理盐水			
4	生理盐水			

（知）（识）（链）（接）

　　苯巴比妥不是一线安眠药。作为一种普遍性中枢抑制药,它是一种重要的抗癫痫药,它甚至还被用来治疗宠物的癫痫。经过了近一个世纪的历程,苯巴比妥到现在还很有市场。它的一个重要吸引力,尤其是对发展中国家来说,是它的低廉的价格。

【注意事项】

由于动物的个体差异,对出现惊厥较迟的小鼠,给予轻微的刺激可加速出现,但需保持刺激强度相同。

【思考题】

苯巴比妥的抗惊厥机制与主要用途。

案例分析

案例

　　患者,男,16 岁,学生。有癫痫病史近五年,先后服苯妥英钠、卡马西平、丙戊酸钠。1 周前外出旅游,服药不规则。突然频繁抽搐,表现为眼球向上凝视、咬牙、四肢强直,每 0.5~1h 发作 1 次,每次持续 5~10min,同时昏迷。急诊科静脉注射苯巴比妥后抽搐停止。

分析

　　(1)患者癫痫发作的原因是什么?
　　(2)癫痫患者用药的原则是什么?

（梁翠茵）

实验项目十九

普鲁卡因的传导麻醉作用

【实验目的】

观察普鲁卡因对坐骨神经干的麻醉作用。

【实验对象】

蟾蜍。

【主要器材、药品】

蛙板,镊子,玻璃分针,毁髓针,秒表,小烧杯,注射器,止血钳,铁支架;10g/L 普鲁卡因溶液,0.1mol/L 盐酸溶液。

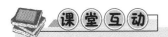 课堂互动

常用的局麻药有哪些?局麻药的给药方式有哪些?

【实验方法】

(1)取蟾蜍一只,毁大脑,用止血钳夹住下颌将其悬吊在支架上。

(2)将两后肢趾蹼部浸于 0.1mol/L 盐酸中,观察并记录缩脚反射时间。浸后立即浸入清水中洗去盐酸并擦干。

(3)将 10g/L 普鲁卡因溶液 0.3ml 注射于一侧后肢的坐骨神经干周围。

(4)每隔 5min 测定并记录一次两腿缩脚反射时间。共观察 30min。

(5)将实验结果列表表示,得出相应结论。

知识链接

　　局麻药是一类在用药局部可逆性阻断神经冲动的产生与传导的药物。患者意识清醒,局部痛觉暂时消失,其他生理机能不受影响。最早应用的局麻药是从南美洲古柯树叶中提出的生物碱可卡因,但由于吸收后毒性大,使用受到限制。1904 年根据可卡因的化学结构特点,人工合成了低毒性的普鲁卡因。1943 年合成的利多卡因则是酰胺类局麻药的典型。其他常用的局麻药还有丁卡因、布比卡因等。

【注意事项】

(1)注射部位不要过高,否则易引起对侧肢体麻醉。注药时边向外拔针边推药,以便整个神经干都麻醉。

(2)将后肢浸入盐酸时,每次均应恰好将整个趾蹼浸入盐酸中,浸入面积每次需一致,时间不超过 30s。

【思考题】

(1)普鲁卡因的作用机制、应用及不良反应是什么?

(2)比较普鲁卡因与利多卡因的作用特点。

案例分析

案例

患者,男,25 岁,因腹股沟嵌顿疝住院手术。术前血压 120/80mmHg,以 1‰普鲁卡因液 60ml 进行局部浸润麻醉,8min 后患者兴奋不安,全身性抽搐,血压 60/30mmHg,20min 后呼吸和心跳停止,经胸外按压和气管插管等处理,6min 后心跳、呼吸恢复。事后发现,麻醉时错把 1‰丁卡因注射液当作 1‰普鲁卡因注射液,共注入丁卡因 600mg。

分析

(1)丁卡因局麻作用有哪些特点?

(2)丁卡因为何一般不用于浸润麻醉?

(聂珍贵)

实验项目二十

强心苷中毒对心律的影响及解救

【实验原理】

强心苷过量可明显抑制心肌细胞膜上的 $Na^+ - K^+ - ATP$ 酶,使细胞内失钾,导致多种类型心律失常。细胞外 K^+ 能阻止强心苷与 $Na^+ - K^+ - ATP$ 酶的结合,减轻或阻止强心苷毒性的发展,可用于快速性心律失常的治疗。

【实验目的】

观察过量毒毛旋花子苷 K 引起的心律失常和氯化钾治疗快速性心律失常的作用。

【实验对象】

蟾蜍 1 只。

【主要器材、药品】

蛙板,蛙钉,探针,蛙心插管,手术器械 1 套,蛙心夹,铁支架,双凹夹,木试管夹,烧杯,吸管,计算机,张力换能器,注射器(1ml),针头(5 号),秒表;0.25g/L 毒毛旋花子苷 K 溶液,10g/L 氯化钾溶液,任氏液。

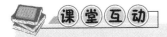

(1)容易诱发强心苷中毒的因素有哪些?如何避免强心苷中毒?

(2)应用利尿药治疗充血性心力衰竭时需要注意什么问题?为什么?

【实验方法】

(1)取蟾蜍 1 只,制备离体蛙心标本及固定蛙心标本。连接仪器,适当调节张力,描记正常搏动曲线,同时观察心率、振幅及节律变化。

(2)按以下顺序给药:

①每隔 30s 向插管内加入 0.25g/L 毒毛旋花子苷 K 溶液 0.2ml,直至出现心动过速或早搏。

②出现心律失常后,向管内滴入 10g/L 氯化钾溶液 2~4 滴,观察心率、振幅及节律变化。

(3)复制图纸,注明药物剂量并将计算后的心搏曲线各段的频率、振幅及节律填入表 2 - 20 - 1。

表 2 - 20 - 1   强心苷过量对离体蛙心的毒性作用及其解救

药品	心搏振幅(mm)	心率(次/分)	心律
任氏液			
毒毛旋花子苷 K 溶液			
氯化钾溶液			

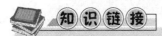

知 识 链 接

镁离子是 ATP 酶(包括 $Na^+ - K^+ - ATP$ 酶)的激活剂,缺镁时钾不能进入细胞内,故顽固性低钾经补钾治疗仍无效时,常表明患者缺镁,补镁后中毒症状很快消失。因此强心苷中毒时,不仅应该注意补钾,还应注意补镁。

【注意事项】

(1)制作标本时勿伤静脉窦。

(2)换药前后蛙心插管内液体量应保持一致。

(3)实验时应仔细观察,发现快速性心律失常应及时使用氯化钾溶液;若发现心动过缓、房室传导阻滞等,氯化钾不仅无效,还可加重房室传导阻滞,甚至心脏停搏。可在实验结束时进行观察。

【思考题】

强心苷对心脏的毒性作用有哪些临床表现?如何防治?

案例分析

◆案例

某患者有高血压、慢性心功能不全病史。2 天前因着凉感冒,感觉胸闷。今晨患者重度呼吸困难,不能平卧,频繁咳嗽并咯出粉红色泡沫样痰,诊断为急性左心衰。

◆分析

选择何种药物治疗最合理?为什么?

(高春艳)

实验项目二十一

硝普钠的降压作用

【实验原理】

硝普钠是一种作用强大、迅速而短暂的降压药。通过作用血管内皮细胞释放一氧化氮（NO），NO激活血管平滑肌细胞鸟苷酸环化酶，使cGMP增加，血管平滑肌松弛，小动脉和小静脉扩张，降低外周阻力，减轻心脏前、后负荷，有利于改善心功能。对左室功能低下者，可使心输出量增加。

【实验目的】

观察硝普钠降低血压的特点，并分析其作用机制。

【实验对象】

大鼠1只，体重250～300g。

【主要器材、药品】

BL-420F生物机能实验系统，压力传感器，聚乙烯导管（PE20，PE50），大鼠手术台，手术器械1套，注射器（10ml，5ml，1ml），针头（6号、8号），台式磅秤；0.02g/L硝普钠溶液，30g/L戊巴比妥钠溶液，5g/L肝素生理盐水。

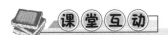

(1)生活中高血压的患者有什么表现？

(2)你知道影响血压的因素都有哪些吗？

(3)抗高血压药物的分类有哪些？你能举出每类抗高血压药物的主要代表药吗？

【实验方法】

(1)取大鼠1只，称重后腹腔注射戊巴比妥钠3mg/100g（按0.1ml/100g给药），麻醉后背位固定于手术台上。行动脉和股静脉插管手术，动脉插管与压力传感器相连并接通仪器，静脉插管给药备用。

(2)术后稳定10min左右，描记正常血压，然后静注硝普钠0.001mg/100g～0.002mg/100g（按0.05ml/100g～0.1ml/100g给药），连续记录血压，直至血压基本恢复正常。

(3)血压曲线上标记药物与剂量，将用药前后血压数值填入表2-21-1中。

表 2-21-1　硝普钠对大鼠血压的影响

	血压(kPa)	
	收缩压	舒张压
用药前		
用药后		

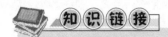 知识链接

　　硝普钠为鲜红色透明粉末状结晶,易溶于水,液体呈褐色,性质不稳定,放置后或遇光时易分解,使高铁离子(Fe^{3+})变为低铁离子(Fe^{2+}),液体变为蓝色。由于其作用迅速,而且消失也快,是治疗高血压急症及急性左心衰竭的常用药物。

【注意事项】

　　(1)降压数值应以降压作用最明显处为准。

　　(2)压力传感器位置应与大鼠处于同一水平。

　　(3)硝普钠应新鲜配制,瓶体用黑纸包裹遮光,使用时间不超过 4h。正常稀释液为淡棕色,如变色应立即停用。

【思考题】

　　讨论硝普钠的降压特点及临床适应证。

案例分析

案例

　　某一高血压患者在不良诱因影响下,血压骤升到 200/120mmHg,患者感到剧烈头痛、头晕、烦躁不安、心悸、气短、恶心等症状,严重时出现暂时性瘫痪、失语等(高血压危象)。此时给予静脉滴注硝普钠,剂量:(0.3~10)μg/(kg·min),用法:50mg 加入 500ml 5％葡萄糖液中,自 0.5μg/(kg·min)起,视血压情况调整速度,最终血压得到控制,患者病情好转。

分析

　　(1)硝普钠用于降低血压有什么特点?

　　(2)在应用时应注意什么?

(王姝)

实验项目二十二

链霉素的毒性反应及解救

【实验原理】

链霉素为氨基糖苷类抗生素,其急性毒性反应可产生神经肌肉阻滞,出现四肢无力甚至呼吸抑制。本实验注射过量的链霉素使豚鼠出现急性毒性反应,从而观察氯化钙对抗链霉素中毒的治疗作用。

【实验目的】

观察硫酸链霉素引起的肌肉麻痹作用及氯化钙对其的对抗作用。

【实验对象】

豚鼠。

【主要器材、药品】

注射器(5ml)2支,婴儿秤,人工呼吸机,橡皮导管,剪刀,棉球;25%硫酸链霉素溶液,5%氯化钙溶液,0.9%氯化钠溶液。

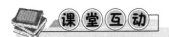

课堂互动

　　某患者急性肺水肿并发铜绿假单胞菌感染引起肺炎,拟用呋塞米和庆大霉素治疗,请分析是否合理? 原因何在?

【实验方法】

(1)取豚鼠2只,标记,称重,观察动物的体态、呼吸情况及四肢肌张力。

(2)2只豚鼠分别一侧肌肉注射硫酸链霉素0.24ml/100g,观察上述指标变化。

(3)待中毒症状明显后(四肢无力、呼吸困难等),1号豚鼠立即肌肉注射氯化钠溶液1.6ml/100g,2号豚鼠立即静脉或肌肉注射氯化钙溶液1.6ml/100g,观察其恢复情况。

(4)将实验结果整理记入表2-22-1。

表2-22-1　链霉素的毒性反应及解救实验结果

动物编号	呼吸、肌张力情况			
	用药前	用链霉素后	用氯化钙后	用氯化钠后
1				
2				

知识链接

　　美国微生物学家瓦克斯曼于 1943 年发现链霉素,并使其成为第一个可以用于抗结核的抗菌药。1952 年,因在抗感染方面作出的卓越贡献,瓦克斯曼获得诺贝尔生理学或医学奖。

【注意事项】

　　链霉素肌注后,一般在 30～60min 出现反应,并逐渐加重。氯化钙溶液应缓慢推注,避免发生高钙惊厥。

【思考题】

　　链霉素急性中毒有哪些症状? 为什么用氯化钙解救? 还可以应用何药来解救?

案例分析

案例

　　某患者因肠炎静滴庆大霉素,输注完毕后约 3h,患者感胸闷且迅速加重,烦躁不安。经异丙嗪 25mg 肌注后未见好转,而后出现轻度发绀,呼吸表浅,呼吸音极低。诊断为氨基糖苷类抗生素毒性反应,呼吸肌麻痹。

分析

　　(1)庆大霉素引起呼吸肌麻痹的机制是什么?

　　(2)如何救治氨基糖苷类所致的呼吸肌麻痹? 并说明药理依据。

（高春艳）

第三部分
三理综合实验

DISANBUFEN　SANLIZONGHESHIYAN

实验项目一

影响血压的生理及药理因素

【实验原理】

正常生理状态下,人和哺乳动物血压恒定在一定范围内,而这种相对恒定的血压主要是神经和体液调节的结果。①心脏受心迷走神经和心交感神经双重支配。前者对心脏起抑制作用,后者起兴奋作用,它们是通过其末梢所释放的递质与心肌细胞相应受体结合而发挥作用。②绝大多数血管主要受交感神经的单一支配;其末梢所释放的递质与血管平滑肌细胞膜相应受体结合,使血管收缩,故通常称之为交感缩血管纤维。③调节心血管活动的基本中枢在延髓。机体许多感受器受到刺激时,冲动传入中枢,均可反射地引起心血管活动的变化,其中颈动脉窦、主动脉弓压力感受器的降压反射经常反馈血压的变动,在维持动脉血压相对恒定方面发挥重要作用。④去甲肾上腺素的主要作用是激动 α 受体,对心脏 β_1 受体激动作用弱。肾上腺素的主要作用是激动 α 受体和 β 受体。异丙肾上腺素是 β_1 受体和 β_2 受体激动剂。酚妥拉明是 α 受体阻断剂。普萘洛尔是 β 受体阻断剂。

【实验目的】

(1)掌握心血管活动的神经体液调节因素及作用机制。

(2)掌握传出神经系统药物对血压的影响及作用机制。

【实验对象】

家兔。

【主要器材、药品】

哺乳类动物手术器械一套,BL－420F生物机能实验系统,动脉插管;20%乌拉坦,250U/ml肝素生理盐水,生理盐水,1%普鲁卡因注射液 1 支,0.1g/L 去甲肾上腺素,0.1g/L肾上腺素,0.02g/L异丙肾上腺素,1g/L酚妥拉明,1g/L普萘洛尔。

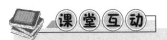

课 堂 互 动

(1)影响血压的因素有哪些?

(2)肾上腺素、去甲肾上腺素、异丙肾上腺素的药理作用是什么?

【实验方法】

一、基本手术

(1)取家兔1只/组,称重,耳缘静脉注射20％乌拉坦麻醉,背位固定于兔台上。

(2)颈前正中部剪毛,做颈部手术。分离气管并做气管插管,在气管两侧分离两侧颈总动脉,分别穿线备用;分离减压神经、交感神经、迷走神经备用。

(3)经耳缘静脉注射肝素生理盐水3ml/kg行全身肝素化。

(4)右侧颈总动脉插管,经血压换能器与BL-420F生物机能实验系统相连。松开动脉夹并打开三通,开始实验。

二、实验项目

1.心血管活动的神经调节

计算机桌面→"BL-420F生物机能实验系统"图标→输入信号→1通道:压力→调整基线→描记正常呼吸、血压曲线。

(1)用动脉夹夹闭左侧颈总动脉10s左右,观察并描记血压变化。

(2)用中等强度的电脉冲连续刺激减压神经,观察并描记血压变化。

(3)刺激迷走神经,观察并描记血压变化。

(4)刺激交感神经,观察并记录血压变化。

2.心血管活动的体液调节

第一组:拟肾上腺素药对血压的影响

(1)耳缘静脉注射生理盐水0.2ml,观察并描记血压变化,待恢复后再进行下面操作。

(2)耳缘静脉注射肾上腺素(按0.1ml/kg给药),观察并描记血压变化,待恢复后再进行下面操作。

(3)耳缘静脉注射去甲肾上腺素(按0.1ml/kg给药),观察并描记血压变化,待恢复后再进行下面操作。

(4)耳缘静脉注射异丙肾上腺素(按0.1ml/kg给药),观察并描记血压变化。

第二组:α受体阻断剂与拟肾上腺素药对血压的影响

(1)静脉注射酚妥拉明(按0.1~0.3ml/kg给药),观察并描记血压变化。

(2)耳缘静脉注射肾上腺素(按0.1ml/kg给药),观察并描记血压变化。

(3)耳缘静脉注射去甲肾上腺素(按0.1ml/kg给药),观察并描记血压变化。

(4)耳缘静脉注射异丙肾上腺素(按0.1ml/kg给药),观察并描记血压变化。

第三组:β受体阻断剂与拟肾上腺素药对血压的影响

(1)静脉注射盐酸普萘洛尔(心得安)(按0.1~0.3ml/kg给药,在5min内给完),观察并描记血压变化。待3min恢复后再进行下面操作。

(2)耳缘静脉注射异丙肾上腺素(按0.1ml/kg给药),观察并描记血压变化。

(3)耳缘静脉注射肾上腺素(按0.1ml/kg给药),观察并描记血压变化。

(4)耳缘静脉注射去甲肾上腺素(按0.1ml/kg给药),观察并描记血压变化。

上述操作,每一项在描记过程中要添加标记,以便实验结果的准确处理。

3. 实验结束

停止实验→保存→反演并进行图形剪辑、处理→打印实验结果。

将实验结果纪录于表 3-1-1。

表 3-1-1 家兔血压的影响因素实验结果

实验项目	血压变化
夹闭左颈总动脉	
刺激减压神经	
刺激交感神经	
刺激迷走神经	
肾上腺素	
去甲肾上腺素	
异丙肾上腺素	
酚妥拉明	
肾上腺素	
去甲肾上腺素	
异丙肾上腺素	
普萘洛尔	
异丙肾上腺素	
肾上腺素	
去甲肾上腺素	

知识链接

  高血压的危险因素包括遗传、肥胖、精神紧张、吸烟、酗酒、食盐过多、缺乏运动等。高血压是最常见的慢性病,也是心脑血管病最主要的危险因素,脑卒中、心肌梗死、心力衰竭及慢性肾脏病是其主要并发症。

【注意事项】

(1)手术操作过程中,动作要轻柔,防止出血过多。血压换能器预先排气。动脉插管前动物预先注射肝素生理盐水肝素化动物,避免插管时血液凝固。

(2)耳缘静脉注射时尽量从远端开始;颈总动脉插管要远心端结扎,近心端用动脉夹夹闭,中间做"V"型切口,向心方向插管;气管插管时,切口在甲状腺以下 1～2cm 处,避免出血。

【思考题】

(1)神经体液因素调节血压的机制是什么?

(2)分析传出神经系统药物对兔血压的影响。

案例分析

案例

张某,52岁,应用酚妥拉明治疗动脉炎,突然晕倒,测量血压60/40mmHg。

分析

(1)可否应用肾上腺素抢救,为什么?

(2)应选用何种升压药抢救?

（梁翠茵　赵海燕）

实验项目二

离子和药物对离体蛙心活动的影响

【实验原理】

心脏正常的节律性活动必须在适宜的理化环境中进行,一旦适宜的环境被破坏,例如酸碱度及离子浓度的急剧改变等,心脏的活动就会受到影响。在整体内,心脏的活动受自主神经的双重支配,交感神经兴奋时,其末梢释放去甲肾上腺素,使心肌收缩力量增强,心率加快;而迷走神经兴奋时,其末梢释放乙酰胆碱,使心肌收缩力减弱,心率减慢。强心苷类药物能够增强心肌收缩力,减慢心率,可用于治疗慢性充血性心功能不全。

蟾蜍心脏离体后,用理化特性近似于蛙类体液的任氏液灌流,在一定时间内,可保持其比较稳定的节律性收缩和舒张。改变任氏液的组成成分(如改变 Na^+、K^+、Ca^{2+} 的浓度及酸碱度等),心脏收缩的频率和幅度就会发生相应的改变。

【实验目的】

(1)观察各种理化因素对心脏活动的影响。

(2)学习离体蛙心灌流的实验方法。

(3)观察强心苷对离体蛙心的直接作用。

【实验对象】

蟾蜍。

【主要器材、药品】

铁支架,双凹夹,蛙心插管,蛙心夹,蛙板,蛙手术器械,滴管(2 支),棉线,张力换能器,BL - 420F生物机能实验系统;任氏液,低钙任氏液,0.65% NaCl,1% KCl,2% $CaCl_2$,3% 乳酸,2.5% $NaHCO_3$,1:10000 去甲肾上腺素,1:100000 乙酰胆碱,3×10^{-4} mol/L 哇巴因或 0.1% 毒毛旋花子苷 K。

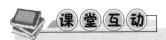 课堂互动

(1)比较心肌、骨骼肌和平滑肌的结构与生理的差异。

(2)影响心脏泵血功能的因素有哪些?

【实验方法】

一、基本手术与仪器连接

1. 蛙心插管

参照第一部分实验项目一"蛙心插管术"。

2. 仪器连接

在心室舒张时,用蛙心夹夹住心尖约 1mm,将蛙心夹上的棉线连接到张力换能器上,再将张力换能器连接到计算机的相应接口。

3. 启动 BL-420F 生物机能实验系统

在菜单命令实验项目→循环实验→蛙心灌流实验,用已确定好的实验程序即可进行实验。如有需要,根据实验具体情况设定所需参数。

二、实验项目

1. 描记正常心脏收缩曲线

曲线幅度代表心室收缩的强弱,单位时间内的曲线个数代表心跳频率。曲线向上移动表示心室收缩,其顶点水平代表心室收缩所达到的最大程度;曲线向下移动表示心室舒张,其最低点即基线水平代表心室舒张的最大程度。给予不同量的任氏液,观察前负荷对离体心脏收缩的影响。

2. 换 0.65% NaCl 溶液

吸出插管内全部任氏液,换入等量 0.65% NaCl 溶液,观察心收缩曲线变化。待效应出现后,用新鲜任氏液反复换洗直至心脏收缩曲线恢复正常。

3. 加入 2% $CaCl_2$ 溶液

加入 1~2 滴 2% $CaCl_2$ 于任氏液中,观察心收缩曲线的变化。待效应出现后,用新鲜任氏液反复换洗至曲线恢复正常。

4. 加入 1% KCl 溶液

加入 1~2 滴 1% KCl 于任氏液中,观察心搏曲线的变化。待效应刚出现时,立即用新鲜任氏液反复换洗直至心搏曲线恢复正常。

5. 加入 0.01% 去甲肾上腺素溶液

加入 1~2 滴 0.01% 去甲肾上腺素,观察心搏曲线的变化。待效应出现后,用新鲜任氏液反复换洗直至心搏曲线恢复正常。

6. 加入 0.01% 乙酰胆碱溶液

加入 1 滴 0.01% 乙酰胆碱,观察心搏曲线的变化。待效应刚出现时,立即用新鲜任氏液反复换洗直至心搏曲线恢复正常。

7. 加入 3% 乳酸溶液

加入 1 滴 3% 乳酸,观察心搏曲线的变化。待效应出现后,加入 1 滴 2.5% $NaHCO_3$,再观察心搏曲线的变化。至心搏曲线基本恢复时,再用新鲜任氏液反复换洗直至心搏曲线恢复正常。

8. 换入40℃任氏液或换入低钙任氏液

换入40℃任氏液或换入低钙任氏液,造成心衰,加入8～10mol/L哇巴因0.2～0.3ml或0.1%毒毛旋花子苷K 0.2ml,观察心搏曲线变化。继续加入过量的强心苷,观察心搏曲线变化。

9. 结果打印

停止实验→保存→反演并进行图形剪辑、处理→打印实验结果。

10. 结果分析

分析、讨论上述实验所得心搏曲线变化,并将实验结果填入表3-2-1,给予解释。

表3-2-1 各种因素对蛙心活动的影响

实验项目	心肌收缩力	心率	心律
0.65%NaCl溶液			
2% CaCl₂溶液			
1%KCl溶液			
0.01%去甲肾上腺素溶液			
0.01%乙酰胆碱溶液			
3%乳酸溶液			
低钙任氏液			

知 识 链 接

　　正常情况下,窦房结发出的兴奋通过心房肌传播到整个右心房和左心房,沿着心房肌组成的"优势传导通路"迅速传到房室交界区,再经房室束和左、右束支传到浦肯野纤维网和心室肌,兴奋再由心室肌内膜侧向外膜侧扩布,引起整个心室兴奋。实验时若在窦房结与房室交界之间结扎静脉窦,窦房结的兴奋传不到心室,窦性心律将转变为异位心律,心脏收缩的次数将明显降低。

【注意事项】

(1)尽量避免手和器械碰触心室。

(2)结扎静脉时,勿扎住静脉窦。

(3)要选择尖端光滑的蛙心插管,插入插管时避免损伤动脉和心肌。

(4)插入蛙心插管后,立刻用任氏液反复清洗凝血块,待插管内的液体变成完全澄清为止。

(5)用任氏液换洗时不要让空气进入心室。

(6)每项实验时均应保持插管内的液面在相同高度。

(7)加入药物时,先加入1～2滴,如果作用不明显再补加,不可一次加入太多药物,以免损伤心肌。

(8)连接蛙心夹和张力换能器的棉线松紧度要合适。

(9)作每项实验时,都要在实验记录上作标记或者注解,以免混淆。

(10)随时滴加任氏液于心脏表面使其保持湿润。

(11)当每种化学药物(尤其是抑制心脏活动的药物)作用已明显时,应立即换洗,以免心肌受损。反复用任氏液换洗数次,待心跳恢复后再进行下一个实验。

(12)从第二个观察项目开始,每个实验都应该有前后对照。

【思考题】

(1)实验过程中为什么蛙心插管内的灌流液面都应该保持在相同的高度?

(2)为什么在体心脏不产生强直收缩,而离体灌流心脏在高 Ca^{2+} 溶液发生强直收缩?

案例分析

案例

患者,男,65 岁,骨痛、关节痛 5 年,经诊断为骨质疏松,治疗时静脉推注 2‰氯化钙 50ml,突感胸部不适,出现濒死症状。

分析

(1)突感胸部不适的原因是什么?

(2)高浓度钙对心脏收缩有何影响?

(李海涛　梁翠茵)

实验项目三

离子和药物对离体小肠平滑肌生理特性的影响

【实验原理】

哺乳动物小肠平滑肌在一定条件下具有收缩性、自动节律性,以及对温度、理化因素、神经递质、化学药物敏感等特性。乙酰胆碱可激动胃肠平滑肌 M 受体,使其收缩加强。阿托品为 M 受体阻断剂,可竞争拮抗乙酰胆碱对 M 受体激动作用。肾上腺素可作用于小肠平滑肌 β 受体,使小肠舒张。实验制备兔离体肠平滑肌标本,与 BL－420F 张力换能器相连,记录离体小肠运动状态(张力、幅度和节律),从而观察药物及离子对离体肠平滑肌收缩活动的影响。

【实验目的】

(1)学习兔离体肠平滑肌标本的制备方法。

(2)观察小肠平滑肌运动的生理特性。

(3)观察药物及一些离子对离体兔肠平滑肌收缩活动的影响。

【实验对象】

家兔。

【主要器材、药品】

哺乳类动物手术器械一套,兔手术台,注射器,培养皿,缝针,棉线,平滑肌浴槽,张力换能器,BL－420F 计算机生物信号处理系统;台氏液,1∶100000 乙酰胆碱溶液,1∶10000 肾上腺素溶液,0.1％硫酸阿托品溶液,1％氯化钡溶液,生理盐水,0.125％吗丁啉(多潘立酮)溶液,1mol/L HCl 溶液,1mol/L NaOH 溶液。

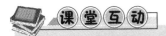

课 堂 互 动

(1)在工作生活中,你认为哪些情况下人体的肠蠕动会增加?

(2)肠痉挛会引起哪些临床症状?什么药物可缓解肠痉挛?

【实验方法】

一、基本手术

(1)取家兔一只,以木槌击其枕骨部处死,立即打开腹腔,找到回盲部,剪取回肠,置盛有冷台氏液的培养皿中,沿肠壁分离并剪去肠系膜,将肠管剪成数段,轻轻压出肠内容物,用冷台氏液冲洗肠管,再换冷台氏液,最后将肠管剪成 2～3cm 的小段备用。

（2）在麦氏浴槽（大试管）中，加入台氏液 30ml（标线处），置水浴锅中，水浴锅中加入热水，加热，维持水温 38℃±0.5℃。

（3）取备用回肠一段，一端穿线，连结通气钩；另一端穿线连结张力换能器，置麦氏浴槽中。通气钩另一端与充满空气的球胆相连，缓慢通入气泡，并调节球胆放气（1～2 个气泡/秒）。

（4）打开电脑，点击桌面 BL－420F 图标，进入主菜单，点击实验模块菜单，选择消化系统平滑肌实验。台氏液温度稳定在 38℃时，描记小肠平滑肌的收缩曲线，观察其节律、波形、频率和幅度。如收缩曲线的基线升高，表示小肠平滑肌的紧张性升高；相反，如收缩曲线的基线下降，表示紧张性降低。

二、实验项目

（1）换以室温台氏液，观察小肠平滑肌的运动情况。再换以 38℃的台氏液，待肠段活动稳定后，观察、记录正常情况下收缩幅度。

（2）加入 1：100 000 乙酰胆碱溶液 0.2ml（2μg），观察并记录小肠平滑肌收缩幅度变化，待反应最大时，立即加入 0.1％硫酸阿托品 0.1ml，观察并记录收缩幅度。

注意：每加一组药时立即标记，每项结束后更换 2～3 次新鲜台氏液，待肠段活动恢复至对照水平时，进行下一项实验。

（3）加入 0.1％硫酸阿托品 2～4 滴，经 3min 后，再加入 1：100000 乙酰胆碱 2～4 滴，观察肠段张力、收缩幅度及节律的变化。更换溶液同上。

（4）加入 1％氯化钡溶液 1ml，待作用至最高点时，加入 0.1％硫酸阿托品溶液 0.1ml，观察并记录小肠平滑肌收缩幅度变化。

（5）加入 1：10000 盐酸肾上腺素 2～4 滴，观察并记录小肠平滑肌收缩幅度变化。

（6）加入 0.125％吗丁啉 0.5ml，观察并记录小肠平滑肌收缩幅度变化。

（7）加入 1mol/L HCl 2 滴，观察并记录小肠平滑肌收缩幅度变化。

（8）加入 1mol/L NaOH 2 滴，观察并记录小肠平滑肌收缩幅度变化。

上述八项操作，每一项在描记过程中均要添加标记，以便实验结果的准确处理。

（9）实验结束。停止实验→保存→反演并进行图形剪辑、处理→打印实验结果。

将实验结果记录于表 3－3－1。

表 3－3－1　正常离体肠平滑肌及加入各种药物后的张力和收缩情况变化

编号	药物	肠肌张力	肠肌收缩幅度	肠肌收缩节律
0	无			
1	乙酰胆碱			
2	阿托品			
3	氯化钡			
4	阿托品			
5	肾上腺素			
6	吗丁啉			
7	HCl			
8	NaOH			

知识链接

　　据美国科学家研究发现，胆碱成分进入大脑后，与脑中的醋酸结合，生成乙酰胆碱，而乙酰胆碱是大脑活动时必不可少的物质，故含有胆碱的食物，对提高脑的工作效率，增进人的记忆大有裨益。

【注意事项】

(1)可用十二指肠代替回肠用于实验。冲洗和分离肠管时动作应轻柔，尽量避免牵拉肠管。肠管两端穿线时，切勿将肠管缝死，只需穿过一层肠壁。

(2)控制浴槽中的水温，以保持肠段的收缩功能与药物反应。

(3)加药前，先准备好每次更换用的 38℃ 的台氏液。

(4)每次加药出现反应后，必须立即更换浴槽内的台氏液，至少 2 次。每项实验加入台氏液的量应相同。须待肠段运动恢复正常后再进行下一项实验。

(5)上述各药用量是参考剂量，若效果不明显，可以增加药物剂量。

(6)供氧的气泡过大过急都会使悬线振动，导致标本较大幅度摆动而影响记录结果。

【思考题】

分析酸、碱、肾上腺素、吗丁啉、阿托品和乙酰胆碱对小肠平滑肌收缩活动的影响及作用机理。

案例分析

案例

　　患者，男，36 岁，因进食不洁食物 1h 后出现腹痛、呕吐和腹泻到医院就诊。医生诊断为急性胃肠炎。给予阿托品片止痛以及抗炎、止泻等对症支持治疗。2h 后患者症状改善。

分析

　　此病例应用阿托品的依据。

（梁翠茵　李海涛）

实验项目四

影响家兔呼吸运动调节的因素
与乏氧性缺氧模型制备

【实验原理】

呼吸运动的节律来源于呼吸中枢的节律性活动。呼吸运动经常随着内、外环境的变化而不断改变其频率和深度,以适应机体新陈代谢的需要。各种理化因素可以通过外周化学感受器和(或)中枢化学感受器反射性地影响呼吸运动。缺氧和血浆 H^+ 对呼吸运动的调节主要是通过刺激外周化学感受器,实现对呼吸的调节。轻度缺氧兴奋呼吸中枢,重度缺氧抑制呼吸中枢。CO_2 对呼吸的调节通过中枢化学感受器和外周化学感受器两条途径实现,中枢化学感受器的敏感性较外周化学感受器高,随血液 CO_2 含量增高出现先兴奋后抑制作用。肺牵张反射在肺扩张和肺缩小时调节呼吸节律,其传入、传出神经为迷走神经,切断迷走神经,呼吸将变深变慢。严重缺氧可使呼吸中枢衰竭。尼克刹米或洛贝林注射液可兴奋呼吸中枢,增加肺通气量。

【实验目的】

(1)观察某些理化因素对家兔呼吸频率、节律及幅度的影响,加深对呼吸运动调节的理解和认识。

(2)制备乏氧性缺氧的动物模型,并掌握血氧分压降低对呼吸运动的影响及变化机制。

【实验对象】

家兔。

【主要器材、药品】

哺乳类动物手术器械一套,BL－420F 生物机能实验系统,2ml 注射器 2 支,长 50cm 乳胶管,缺氧瓶,CO_2 气囊,N_2 气囊,3% 乳酸,5% $NaHCO_3$,20% 乌拉坦、尼克刹米或洛贝林注射液。

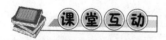
课堂互动

> (1)在工作生活中,你认为哪些情况会使人体缺氧? 缺氧时人会出现哪些症状?
> (2)常见的呼吸兴奋剂有哪些?

【实验方法】

一、基本手术

(1)取家兔,20% 乌拉坦将动物麻醉,背位固定。

（2）颈前正中切开皮肤,分离气管做气管插管,分离两侧迷走神经,穿线备用。

（3）在腹部呼吸较强的位置用手术缝针钩于皮下,用线与张力换能器相连于 BL－420F 生物机能实验系统。

（4）分离一侧颈总动脉并在下方穿线 2 根,将与压力换能器相连的动脉插管充满肝素排出气泡后关闭三通开关,做颈总动脉插管并固定插管。

二、实验项目

1.描记正常呼吸、血压曲线

打开计算机桌面→"BL－420F 生物机能实验系统"图标→输入信号→1 通道:压力→2 通道:张力→调整基线→描记正常呼吸、血压曲线,并标记。辨清曲线移动方向和吸气或呼气的关系。

2.CO_2 对呼吸运动的影响

将 CO_2 气囊管口与气管插管一侧口靠近,保持一定空隙。打开气囊管,轻度增加吸入气中 CO_2 量,观察呼吸运动和血压的变化(做标记)后,撤除气囊,待呼吸和血压恢复。

3.增大无效腔对呼吸运动的影响

在气管插管一端连接乳胶管,观察呼吸运动和血压的变化(做标记)后,去除乳胶管,等待呼吸和血压恢复。

4.改变血液酸碱度对呼吸运动的影响

经耳缘静脉注入 3％乳酸溶液 2ml,观察呼吸运动和血压的变化(做标记)。待恢复后,再经耳缘静脉注入 5％ $NaHCO_3$ 2ml,观察呼吸运动和血压的变化(做标记)。待呼吸和血压恢复后,继续进行下列实验项目。

5.乏氧性缺氧对呼吸运动的影响

将气管插管一端与缺氧瓶(瓶内装有 NaOH 溶液)相连,另一端用棉花(或手指)堵塞。不断轻摇缺氧瓶使动物呼出的 CO_2 可被 NaOH 溶液充分吸收,排除 O_2 对呼吸的影响。观察缺氧条件下呼吸、血压的变化。当呼吸、血压出现明显变化时(做标记),停止缺氧(撤去缺氧瓶和棉花),观察血压和呼吸恢复情况。

6.呼吸兴奋剂对呼吸运动的影响

耳缘静脉注入尼克刹米(0.1ml/kg)或洛贝林(0.15ml/kg)注射液,观察呼吸运动和血压的变化并做标记。

7.迷走神经对呼吸运动的影响

剪断一侧迷走神经,观察呼吸和血压变化(做标记);再剪断另一侧,观察呼吸和血压变化(做标记)。

上述七项操作,每一项在描记过程中均要注意添加标记,以便实验结果的准确处理。

8.实验结束

停止实验→保存→反演并进行图形剪辑、处理→打印实验结果。

将实验结果记录于表 3－4－1。

表 3 - 4 - 1　影响呼吸运动的因素与乏氧性缺氧模型制备的实验结果记录

实验项目	呼吸变化	血压变化
吸入 CO_2（或 N_2）		
增大无效腔		
注射乳酸		
注射 $NaHCO_3$		
注射尼克刹米		
连接缺氧瓶		
剪断一侧迷走神经		
剪断双侧迷走神经		

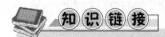
知 识 链 接

　　缺氧是指氧的供给或利用障碍,机体的形态、结构、功能和代谢出现异常改变的病理过程。缺氧可直接对机体健康造成损害,甚至威胁生命。常见的缺氧有四类,即乏氧性缺氧、血液性缺氧、循环性缺氧及组织性缺氧。本实验制备的缺氧类型属于乏氧性缺氧。

【注意事项】

(1)注意此实验麻醉不要太深,以避免麻醉过深对呼吸产生抑制。

(2)分离颈总动脉动作要轻柔,防止出血。

(3)气管插管切口时,避开甲状腺,防出血,并保持呼吸道通畅。

(4)每项实验操作完毕,等待呼吸和血压恢复以后,再进行后续的实验项目。

(5)CO_2气囊管口不要直接与气管插管开口端相连,以免动物死亡。

(6)缺氧过程中摇动缺氧瓶动作要轻,防止瓶内氢氧化钠溶液溅入气管,以免影响实验结果。

【思考题】

(1)试分析增大无效腔、吸入 CO_2（或 N_2）、血液酸碱度改变、剪断迷走神经对血压和呼吸的影响及其主要机制。

(2)本实验复制的缺氧属哪种类型? 其血氧变化的特征及其对呼吸的影响和机制是什么?

(3)尼克刹米对呼吸的影响及影响机制是什么?

案例分析

案例

　　某学校 35 名学生因用煤炉取暖发生煤气中毒事故,10 名学生因抢救无效死亡。

分析

(1)煤气中毒的主要毒性物质是什么?

(2)分析煤气中毒引起死亡的病理生理机制,如何进行抢救?

（王岩梅　赵海燕）

实验项目五

家兔失血性休克模型复制及抢救

【实验原理】

休克是机体在各种强烈致病因素作用下,使全身有效循环血量降低,组织器官微循环灌流不足及某些休克病因直接损伤细胞,造成器官功能、代谢严重障碍的全身性病理过程。由于血容量减少引起的休克,称为低血容量性休克,见于失血、失液、烧伤等。如果失血量较少,不超过总血量的10%,则通过神经和体液的调节即可使血量逐渐恢复,不会出现明显的心血管功能障碍和临床症状。如果失血量较大,达到总血量20%时,各种调节机制则不足以使心血管功能得到补偿,就会导致一系列的临床症状。休克的患者表现出典型的"三低一高"现象:动脉血压降低、心输出量降低、中心静脉压降低、总外周阻力升高。典型的失血性休克发病机制按微循环的改变可分为休克Ⅰ期(微循环缺血性缺氧期)、休克Ⅱ期(微循环淤血性缺氧期)、休克Ⅲ期(微循环衰竭期)。休克的防治原则是在去除病因的前提下采取综合措施(纠酸、扩容、合理应用血管活性药及防治细胞损伤等),支持生命器官的血液灌流和防止细胞损害。

【实验目的】

(1)复制失血性休克的动物模型。

(2)在扩容基础上应用血管活性药物治疗失血性休克并进行疗效比较。

(3)了解抢救失血性休克时扩充血容量的意义。

【实验对象】

雄性家兔。

【主要器材、药品】

家兔急性手术器械一套,BL-420F生物机能实验系统,动脉插管;20%乌拉坦,250U/ml肝素生理盐水,生理盐水,0.1g/L去甲肾上腺素,20mg/2ml多巴胺1支,10mg/ml山莨菪碱。

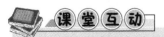
课堂互动

(1)休克早期(微循环缺血期)血管及阻力变化、组织灌流状态是什么?

(2)微循环缺血期机体的代偿反应是什么?

(3)休克早期血压为什么不降低?

(4)休克期纠正酸中毒的目的是什么?

【实验方法】

一、基本手术

（1）取家兔 1 只/组，称重，耳缘静脉注射 20％乌拉坦麻醉，背位固定于兔台上。

（2）颈前正中部、一侧腹股沟股三角区剪毛，沿兔颈前正中皮肤切口。

（3）分离气管并做气管插管，在气管两侧分离两侧颈总动脉，分别穿线备用；分离减压神经、交感神经、迷走神经备用。

（4）切开股三角区皮肤，分离一侧股动脉和股静脉，穿线备用。

（5）经耳缘静脉注射肝素生理盐水 3ml/kg 行全身肝素化。

（6）将充满肝素抗凝剂的动脉插管以向心方向插入一侧颈总动脉，经血压换能器与 BL－420F 生物机能实验系统相连。松开动脉夹并打开三通，开始实验。

（7）观察腹部呼吸明显部位穿线固定，与张力换能器相连，描记一段正常的呼吸曲线。

（8）在分离的股动脉内插入动脉插管，通过三通活塞连接储血瓶，以备用于放血。

二、实验项目

1.描记正常呼吸、血压曲线

开始实验，计算机桌面→"BL－420F 生物机能实验系统"图标→输入信号→1 通道：压力→2 通道：张力→调整基线→描记正常呼吸、血压曲线。

2.复制急性失血性休克模型

（1）打开股动脉插管三通的侧管进行放血，先少量放血，放血量约占全血量的 10％（全血量约为体重的 7％或 70ml/kg）至储血瓶（预防肝素抗凝）中备用，然后停止放血，观察动脉血压、呼吸等的变化。

（2）少量放血 10min 使血压稳定在低水平后，再次放血 10％血量，放血时间为 3～5min，切勿过快。可见血压开始迅速下降，以后略有回升，待血压稳定在 40mmHg 后，停止放血。此时动物处于失血性休克状态。观察记录家兔一般情况，及呼吸、皮肤、黏膜等的变化。

3.实验性抢救

根据失血性休克的病理生理变化及防治原则，设计五组抢救方案，观察并记录下列各组措施的抢救效果。

（1）单纯输血组　将储血瓶内的血液全部自股静脉（或耳缘静脉）快速输回，观察血压变化。

（2）生理盐水扩容组　自股静脉（或耳缘静脉）用注射器输入生理盐水（15ml/kg），观察并记录动脉血压的变化。

（3）去甲肾上腺素组　自股静脉（或耳缘静脉）用注射器输入含去甲肾上腺素的生理盐水（15ml/kg），记录动脉血压的变化。

（4）山莨菪碱组　自股静脉（或耳缘静脉）用注射器输入含有 2mg 山莨菪碱的生理盐水（15ml/kg），记录动脉血压的变化。

（5）多巴胺组　自股静脉（或耳缘静脉）用注射器注射含有多巴胺（0.2mg/kg）的生理盐水（15ml/Kg），记录动脉血压的变化。

4. 实验结束

停止实验→保存→反演并进行图形剪辑、处理→打印实验结果。

将实验结果记录于表 3-5-1。

表 3-5-1　失血性休克及抢救的实验结果记录

实验项目	血压变化
股动脉放血	
回输兔血	
输生理盐水	
输含去甲肾上腺素的生理盐水	
输含多巴胺的生理盐水	
输含山莨菪碱的生理盐水	

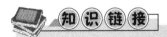

典型的失血性休克根据微循环的变化特点分三期：缺血性缺氧期、淤血性缺氧期和 DIC 期。缺血性缺氧期机体通过自我输血、自我输液、增加心率、提高心肌收缩力、收缩血管、血液重新分布等方式发挥代偿作用。

【注意事项】

(1)麻醉深浅要适度，注射时间不少于 3min，至角膜反射消失、肌张力消失为止，过量易致呼吸抑制而死亡。

(2)本实验手术部位较多，手术操作过程中，动作要轻柔，防止出血过多。血压换能器预先排气，动脉插管前动物预先注射肝素生理盐水，进行全身肝素化，避免插管血液凝固。

(3)耳缘静脉注射时尽量从远端开始；颈总动脉插管要远心端结扎，近心端用动脉夹夹住，中间做"V"切口，向心方向插管；气管插管时，切口在甲状腺以下 1~2cm 处，避免出血。

(4)本实验项目较多，宜对每项实验操作在图像描记过程中添加标记。

【思考题】

(1)神经体液因素调节血压的作用机制是什么？

(2)大量失血是如何导致休克发生的？实验中复制的失血性休克属于哪期，怎样判断？失血性休克的微循环有何变化？并分析其发生机制。

(3)失血性休克的救治原则及各组抢救措施的效果如何？为什么？

案例分析

案例

患者，男，29 岁，摔伤致左大腿挫裂伤伴腹痛半小时急诊入院。入院查体：血压 100/80mmHg，脉搏 105 次/分,呼吸 28 次/分,体温 36.8℃。急性痛苦病容,面色苍白,四肢湿冷,意识尚清,烦躁。B 超显示脾破裂,腹腔积血约 500ml。急诊手术行血管缝合修补术和脾摘除术。术中输血 500ml。术后患者神志模糊,持续无尿,皮肤发凉,发绀。次日血压降至 60/40mmHg,静推肾上腺素血压不能回升,患者昏迷,呼吸、心跳微弱,最终死亡。

分析

(1)该患者应属何种类型休克?

(2)如何设计抢救方案?

（刘静维　王岩梅）

实验项目六

影响家兔尿生成的因素

【实验原理】

尿生成过程包括肾小球滤过、肾小管和集合管的选择性重吸收和分泌。血液流经肾小球毛细血管网时,血浆中的水和低分子溶质在有效滤过压驱动下进入肾小囊形成原尿。肾小球滤过率(GFR)的大小取决于滤过系数和有效滤过压。滤过系数由滤过膜的性质决定,正常时对 GFR 影响小;有效滤过压=肾小球毛细血管血压-(血浆胶体渗透压+肾小囊内压),对 GFR 和尿量影响大。当动脉血压降到 80mmHg 以下时,肾小球毛细血管血压明显下降,GFR 降低,尿量减少。快速静脉注射生理盐水时,因血浆蛋白被稀释使胶体渗透压降低,GFR 升高,尿量增加。肾血流量增大时,GFR 升高,尿量增加。交感神经兴奋致肾血管收缩,肾血流量减少,GFR 降低,尿量减少。呋塞米等利尿药作用于髓袢升支粗段上皮细胞,抑制 $Na^+-K^+-2Cl^-$ 同向转运体,妨碍髓质高渗区形成,影响尿液浓缩,起到利尿作用。静脉注射高渗葡萄糖使血糖浓度超过肾糖阈,小管液中溶质浓度增加,通过渗透性利尿,使尿量增加。

【实验目的】

(1)通过观察和分析各种因素对尿生成的影响以及血压与尿量的关系,加深对肾脏生理、利尿药的作用及机制的理解。

(2)膀胱插管法制备尿生成实验的动物模型,理解各操作步骤的原理和意义。

【实验对象】

家兔。

【主要器材、药品】

哺乳类动物手术器械,计算机和 BL-420F 生物机能实验系统,记滴器,血压换能器,刺激电极,保护电极,输液架,输液管,注射器,尿糖定性测量试纸;生理盐水,20%氨基甲酸乙酯,垂体后叶素,去甲肾上腺素,呋塞米,等。

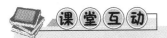

课堂互动

(1)外伤大出血或大量出汗后会出现少尿、甚至无尿的现象,其机制是什么?

(2)用日常生活中的实例说明水利尿、渗透性利尿的原理。

【实验方法】

一、基本手术

(1)取家兔,称重,20％氨基甲酸乙酯耳缘静脉麻醉,背位固定。

(2)耳缘静脉点滴生理盐水,5滴/分维持。

(3)分离气管,做气管插管。

(4)分离左侧颈总动脉、右侧迷走神经,分别穿丝线备用。

(5)下腹部手术,暴露膀胱,分离双侧输尿管,下方穿一丝线,结扎后尿道,做膀胱插管,连接记滴器。

(6)左侧颈总动脉插管,连接血压换能器。

二、实验项目

(1)打开 BL-420F 生物机能实验系统,描记正常血压、尿量曲线。

(2)经耳缘静脉注射 37℃ 生理盐水 20ml,观察和记录血压与尿量变化。

(3)静脉注射垂体后叶素 2U,观察和记录血压和尿量变化。

(4)用尿糖试纸定性测量尿糖。静脉注射 20％ 葡萄糖 5ml,观察和记录血压与尿量变化。待尿量明显增多后,再用尿糖试纸定性测量尿糖。

(5)刺激右侧迷走神经外周端,观察和记录血压与尿量变化。

(6)待前一项实验效应消失,尿量基本稳定后,静脉注射 1：10000 去甲肾上腺素 0.5ml,观察和记录血压与尿量变化。

(7)静脉注射呋塞米(5mg/kg),观察和记录血压与尿量变化。

上述七个步骤分别要添加相应的标记,以备查阅。

(8)停止实验→保存→反演并进行图形剪辑、处理→打印实验结果;整理实验数据,填入表 3-6-1,分析、讨论实验结果。

表 3-6-1　影响家兔尿生成的因素实验结果记录

家兔体重		麻醉方法		麻醉药与剂量	
实验项目	实验结果				
	血压(mmHg)		尿量(滴/分)		
	实验前	实验后	实验前	实验后	
正常					
生理盐水 20ml					
垂体后叶素 2U					
20％葡萄糖 5ml					
刺激右侧迷走神经外周端					
1：10000 去甲肾上腺素 0.5ml					
呋塞米(5mg/kg)					

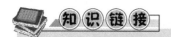

知识链接

　　肾脏的泌尿功能与其结构相适应。原尿的成分与滤过膜的机械屏障和电荷屏障密切相关,使之与血浆成分相区别,滤出的成分和量影响尿的生成。肾小管不同部位转运物质的种类和机制不同,其物质转运功能的变化影响终尿的量。尽管临床上常用利尿剂的作用部位和作用机理不同,但是通过改变肾小管的物质转运功能来实现的。除了自身调节外,尿的生成主要受神经和体液的调节,并以后者为主;神经系统功能改变或体液成分变化是尿量变化的基础。

【注意事项】

(1)膀胱插管应插到膀胱腔内,切勿插到膀胱壁肌层与黏膜之间,结扎膀胱插管时切勿结扎输尿管,保证尿液畅通流出。

(2)颈总动脉插管要安排在腹部手术之后,以免腹部手术时动物挣扎,造成动脉插管脱落或刺破动脉,引起大出血致动物死亡。

(3)药物作用有潜伏期,每项实验要待前一项实验效果消失后再进行。

(4)因实验需多次静脉给药,要保护好耳缘静脉,必要时经静脉点滴通路给药。

(5)要注意观察实验因素对尿量影响的全过程,包括变化的峰值和持续时间。

(6)尿量过少时可采用5min、10min或更长时间内尿滴数来表示。

【思考题】

(1)高浓度葡萄糖和呋塞米利尿的作用原理有何不同?

(2)静脉注射20%葡萄糖5ml与37℃生理盐水20ml的利尿机制有何不同?

(3)静脉注射1∶10000去甲肾上腺素实验结果为什么不是唯一的?

案例分析

案例

　　临床上治疗脑水肿时,常用20%的甘露醇或山梨醇静脉滴注以降低患者的颅内压,其作用是通过改变小管液中溶质的浓度来实现的。

分析

(1)治疗过程中患者的尿量如何变化?

(2)尿量变化的机制是什么?

(李玉明)

附录

常用生理盐溶液的成分及配制方法

1. 常用的生理盐溶液有数种,其成分和用途各异,如下表所示。

药品名称	任氏溶液 (用于两栖类)	台氏溶液 (用于哺乳类 (小肠))	乐氏溶液 (用于哺乳类)	生理盐水	
				两栖类	哺乳类
氯化钠(NaCl)	6.50g	8.00g	9.00g	6.50g	9.00g
氯化钾(KCl)	0.14g	0.20g	0.42g	—	—
氯化钙(CaCl$_2$)	0.12g	0.20g	0.24g	—	—
碳酸氢钠(NaHCO$_3$)	0.20g	1.00g	0.1~0.3g	—	—
磷酸二氢钠(NaH$_2$PO$_4$)	0.01g	0.05g	—	—	—
氯化镁(MgCl$_2$)	—	0.10g	—	—	—
葡萄糖	2.00g(可不加)	1.00g	1.0~2.5g	—	—
蒸馏水	加至1000ml	加至1000ml	加至1000ml	加至1000ml	加至1000ml

2. 配置生理盐溶液的方法,是先将各成分分别配成一定浓度的基础溶液(见下表)。然后按表所载份量混合。

成　　分	浓度(%)	任氏溶液	台氏溶液	乐氏溶液
氯化钠(NaCl)	20	32.5ml	40.0ml	45.0ml
氯化钾(KCl)	10	1.4ml	2.0ml	4.2ml
氯化钙(CaCl$_2$)	10	1.2ml	2.0ml	2.4ml
磷酸二氢钠(NaH$_2$PO$_4$)	1	1.0ml	5.0ml	—
氯化镁(MgCl$_2$)	5	—	2.0ml	—
碳酸氢钠(NaHCO$_3$)	5	4.0ml	20.0ml	2.0ml
葡萄糖	—	2.0g(可不加)	1.0g	1.0~2.5g
加蒸馏水至	—	1000ml	1000ml	1000ml

(王俊亚　张冬梅)